心理自疗课

Overcoming Binge Eating

The Proven Program to Learn Why You Binge and How You Can Stop

Second Edition

战胜暴食的 CBT-E方法

著 克里斯托弗·G.费尔本 ［英］

主译 陈 珏 李雪霓 孔庆梅 乔慧芬

上海科学技术出版社

图书在版编目（C I P）数据

战胜暴食的CBT-E方法 / （英）克里斯托弗·G. 费尔本著；陈珏等主译. -- 上海 ： 上海科学技术出版社，2021.2（2024.5重印）
（心理自疗课）
ISBN 978-7-5478-4947-7

Ⅰ. ①战… Ⅱ. ①克… ②陈… Ⅲ. ①饮食－精神障碍－治疗 Ⅳ. ①R749.920.5

中国版本图书馆CIP数据核字(2020)第124016号

First published in English under the title
Overcoming Binge Eating: The Proven Program to Learn Why You Binge and
How You Can Stop, Second Edition
by Christopher G. Fairburn
© 2013 The Guilford Press
A Division of Guilford Publications, Inc.
Part II © 2013 Christopher G. Fairburn
Published by arrangement with The Guilford Press

上海市版权局著作权合同登记号　图字：09-2019-012号

战胜暴食的CBT-E方法
著　克里斯托弗·G. 费尔本［英］
主译　陈　珏　李雪霓　孔庆梅　乔慧芬

上海世纪出版（集团）有限公司
上海 科 学 技 术 出 版 社 出版、发行
（上海市闵行区号景路159弄A座9F-10F）
邮政编码201101　　www. sstp. cn
上海盛通时代印刷有限公司印刷
开本 787×1092　1/16　印张 14.5
字数 240千字
2021年2月第1版　2024年5月第5次印刷
ISBN 978-7-5478-4947-7 / R·2102
定价：58.00元

本书如有缺页、错装或坏损等严重质量问题，请向印刷厂联系调换

内容提要

　　暴食，即过量进食，是一种普遍存在的行为，当伴随出现失控感时，即成为进食问题。暴食不仅对躯体健康产生不良后果，并且降低了暴食者的学习、工作和生活质量。

　　本书由著名的进食障碍专家克里斯托弗·G.费尔本撰写，是一本帮助有暴食问题的人获取疾病知识，并学习一种具备循证依据支持的自助方案的图书。

　　本书分两部分。第一部分介绍了与暴食有关的最新信息。第二部分提供了基于强化认知行为治疗（enhanced cognitive behavior therapy，CBT-E）的暴食自助方案。与其他治疗方法相比，CBT-E对进食问题进行了概念化，改善了控制进食的技巧，在对体形和体重过度关注、节食等问题的处理上更加成熟，且更强调预防复发。CBT-E是经过验证的最有效解决暴食问题的方法。跟随阅读本书并练习该自助方案，能帮助暴食者减少暴食行为，使其成为自己的暴食问题治疗师。

　　本书适合有暴食问题的人阅读，同时能为他们的家人、朋友，以及精神科医师、心理治疗师、心理咨询师等专业人员提供帮助。

献给

克里斯汀、乔治、亨利、盖伊、萨拉和苏珊。

感谢在事业道路上给予我很多帮助的人：

迈克尔·格尔德、罗伯特·肯德尔、扎夫拉·库珀、特里·威尔逊、

现在和以前在牛津进食障碍研究中心（CREDO）的同事

以及惠康信托基金会。

译者

主译

陈　珏　李雪霓　孔庆梅　乔慧芬

审校

朱卓影

译者（按姓氏拼音排序）

陈　珏　古　练　孔庆梅　李雪霓

彭毅华　乔慧芬　邹蕴灵　郑毓鸰

翻译团队

中华医学会心身医学分会进食障碍协作学组

上海市精神卫生中心（SMHC）进食障碍诊治中心

中华医学会心身医学分会进食障碍协作学组成立于2018年9月，是国内首个进食障碍学术团体。学组组长陈珏博士携手学术骨干李雪霓（北京大学第六医院）、孔庆梅（北京大学第六医院）、张岚（四川大学华西医院）、匡桂芳（青岛妇女儿童医院）、乔慧芬（南京医科大学附属脑科医院）、蒋文晖（上海市精神卫生中心）、陈涵（上海市精神卫生中心）以及来自全国各地的41位专家组成的学组委员们，致力于提高我国专业人员在进食障碍的早期识别、规范化诊治和预防以及学术研究方面的水平，并广泛开展科普宣传，以提高大众对进食障碍的知晓率、就诊率，预防进食障碍的发生。

上海市精神卫生中心（SMHC）进食障碍诊治中心成立于2017年9月1日，是国内首个进食障碍诊治中心，是上海市精神卫生中心的特色亚专科，由陈珏博士担任中心负责人。该中心已与美国斯坦福大学医学院精神病学与行为科学系进食障碍项目组、美国加州大学圣迭戈分校（UCSD）进食障碍治疗与研究项目组、美国麻省总医院精神科进食障碍临床与研究项目组，以及英国、德国、澳大利亚等国的世界著名学术机构开展了教学培训、临床与研究合作，使得中心对进食障碍的诊治与研究水平和国际接轨。

陈珏博士组织中华医学会心身医学分会进食障碍协作学组的骨干李雪霓、孔庆梅、乔慧芬以及SMHC进食障碍诊治中心的朱卓影、古练、邹蕴灵、彭毅华、郑毓鹉，联手将费尔本教授的《战胜暴食的CBT-E方法》这一非常重要的基于CBT-E方法的自助图书翻译成中文，期待可以帮助更多深陷暴食问题的人。

致谢

感谢中华医学会心身医学分会进食障碍协作学组、中华医学会精神医学分会进食障碍协作组对出版本书给予的大力支持。

感谢上海市公共卫生体系建设三年行动计划高端海外研修团队项目（GWTD 2015509）和上海市科学技术委员会医学引导类（西医）科技支撑项目（16411965200）对于引进进食障碍认知行为治疗（CBT）及翻译出版本书所给予的资助与支持。

作者

克里斯托弗·G. 费尔本（Christopher G. Fairburn），医学博士，英国医学科学院院士，英国皇家精神医学委员会成员，牛津大学惠康首席研究员和精神病学教授，牛津大学进食障碍研究中心（the Centre for Research on Eating Disorders at Oxford, CREDO）的负责人。费尔本博士是一名临床研究型医生，获得过许多奖项，包括认知治疗学会（the Academy of Cognitive Therapy）的亚伦·T. 贝克奖（the Aaron T. Beck Award）和进食障碍学会（the Academy for Eating Disorders）的杰出研究员奖（the Outstanding Researcher Award），并致力于在全球推广有效心理治疗。他的网站网址是 www.credo-oxford.com。

中文版序

　　"Binge"一词原来多用于描述一个人过量饮酒，现在则多用于描述过量进食的情况，即暴食。对于很多人来说，偶尔一次暴食也许是无害的，可能只是一次自我放纵。但是对于另外一部分人来说，暴食意味着部分或完全失去对进食的控制。

　　暴食者有两个共同的核心特征：过量进食以及伴随的失控感。谈起进食，我们常会将其与愉悦、开心的情绪相联系。但对于有暴食问题的人来说，进食并不是一个美好的词语，与之相反，进食就像一个恶魔，它掌控了暴食者的生活。自卑、自我厌弃、悔恨、绝望等种种负面情绪接踵而至，他们深陷在"节食—暴食"这一恶性循环的泥潭里，这不仅严重影响他们的身心健康，而且严重影响他们的学习、工作和生活质量。相对于没有暴食问题的人，他们存在的心理、社会问题更多。

　　暴食常见于各类有进食问题者和进食障碍患者中。当暴食者自认为暴食是一个"问题"，就可称之为"进食问题"；当暴食确实影响了暴食者的身体健康或生活质量，他们就被视为患有"进食障碍"。进食障碍包括神经性厌食（anorexia nervosa，AN）、神经性贪食（bulimia nervosa，BN）、暴食障碍（binge-eating disorder，BED）和非典型性进食障碍。神经性贪食和暴食障碍患者均有暴食行为，两者的鉴别最主要在于暴食障碍患者无极端控制体重的行为。暴食障碍是美国《精神障碍诊断与统计手册》（*Diagnostic and Statistical Manual of Mental Disorder*，DSM）第5版新设立的一个进食障碍的分类。原先不是没有这类问题，而是因为患者没有明显的过度补偿行为，因此不能被诊断为神经性贪食。近年来的研究发现，暴食障碍十分常见，它不仅存在于西方人群中，而且广泛存在于任何族群和文化背景的人群中，中国也不例外。在暴食障碍患者中，大约一半的人在暴食之前曾经尝试节食，另一半人则是先出现暴食，然后尝试节食；那些首先从暴食开始的患者受暴食障碍的影响更大，同时附加障碍也更多。

《战胜暴食的CBT-E方法》正是一本适合有暴食问题的人读的书，它也是在他们的帮助下写成的。本书分为两部分：第一部分介绍基本信息，包含了所有暴食类型的相关信息，以及有关节食、体重和体形方面的内容；第二部分介绍了基于最新版本、最有效的治疗方法的自助方案，包含对进食问题的新认识、进食控制的改进方法、关注体形和体重导致的焦虑问题的详细解决方法以及更多预防复发方面的关键信息。本书的自助方案基于认知行为治疗（cognitive behavior therapy，CBT）理论。大量的心理治疗研究发现，CBT是治疗进食障碍最有效的方法，也是目前最能被接受的疗法，而且对于神经性贪食等的治疗有着突出和不可替代的作用。CBT已经在美国、加拿大、英国和部分欧洲其他国家、澳大利亚、新西兰等地进行了研究与检验。比起其他针对暴食问题的治疗方法，CBT具有最多的证据支持其有效性。CBT非常适合治疗暴食问题，因为它的认知治疗部分能解决暴食问题中有关认知的方面，如对体形和体重的过度评价、进食规则、"全或无"思维；它的行为治疗部分则可以处理紊乱的进食习惯。本书的方案实质上是进食障碍的强化认知行为治疗（enhanced cognitive behavior therapy，CBT-E）的自助版本，CBT-E包含了对进食问题进行概念化的新方法，改善着恢复对进食进行控制的方法，在对体形和体重的担忧的处理方法上更加成熟，且更多地强调了预防复发。CBT-E是经过验证的最好的方案。

本书的作者克里斯托弗·G.费尔本教授是牛津大学惠康首席研究员和精神病学教授、牛津大学进食障碍研究中心负责人，是一名临床研究型医生。他曾获得过许多国际学术奖项，包括认知治疗学会的亚伦·T.贝克奖和进食障碍学会的杰出研究员奖。费尔本教授和他的同事共同研发了更适用于进食障碍患者的CBT-E。他所编制的《进食障碍检查量表》（eating disorder examination，EDE）及其自评版本 [《进食障碍检查自评问卷》（eating disorder examination questionnaire，EDE-Q）] 是目前国际上使用最为广泛的进食障碍评估量表之一。

本书主译陈珏博士和她的心身科团队多年来致力于进食障碍的临床治疗和病理机制研究。她于2011年率先引进费尔本教授的《进食障碍检查自评问卷》（EDE-Q 6.0），并在中国开展关于该问卷的研究，相关论文已发表于国内核心期刊《中国心理卫生杂志》。目前，中文版EDE-Q 6.0已成为国内最重要的进食障碍研究工具。与此同时，陈珏博士带领团队开展了进食障碍的认知行为治疗和研究，包括病房团体和门诊团体认知行为治疗，积累了丰富的临床治疗经验，并证实了CBT对进食障碍的明确疗效。

目前，国内针对暴食问题的自助图书较为罕见。陈珏博士作为中华医学会心身医学分会进食障碍协作学组组长，组织学组骨干李雪霓博士、孔庆梅博士、乔慧芬博士等，以及上海市精神卫生中心（SMHC）进食障碍诊治中心的多位骨干，共同将费尔本教授的《战胜暴食的CBT-E方法》这一非常重要的CBT自助图书翻译成中文，无疑将会使更多深陷暴食问题的人从中获益。

希望此书可以为那些在暴食黑暗中无助挣扎的人带来一丝光亮，使他们得到帮助与慰藉，重振希望，重新找到自我和生活的重心，开启新的生活。

张宁

南京医科大学附属脑科医院副院长

中国心理卫生协会认知行为治疗专业委员会主任委员

亚洲认知行为治疗协会主席

世界认知行为治疗协会会员

德中心理治疗研究院中方主席

2020 年 5 月于南京

译者前言

  暴食指的是一种伴有失控感的过量进食行为。暴食行为是暴食障碍和神经性贪食的核心症状，也是部分神经性厌食患者（暴食/清除型神经性厌食）的重要症状。

  欧美国家成年人暴食障碍、神经性贪食和神经性厌食的患病率分别为3%、1%和0.6%，青少年患病率分别为1.6%、0.9%和0.3%。目前暴食障碍和神经性贪食的诊断，除了需要有暴食行为及相关症状外，还需要每周1次以上、持续3个月以上的症状频度；62%的神经性厌食患者会从开始的仅有限制进食和过度运动等行为（限制型神经性厌食）发展出暴食行为（暴食/清除型神经性厌食）。上述患病率数据表明人群中有暴食行为的进食障碍者不在少数，而达不到疾病诊断标准、仅有暴食行为者数量就更多了。

  暴食不仅仅存在于西方人群。调查发现，国内大学生中20%~58.3%曾有暴食行为；近两年，我们进食障碍诊治中心对上海某些高校大学新生的调查发现，有暴食行为者的比例高达16.2%。此外，社会上极端节食减肥人群普遍容易发展出暴食行为。

  长期反复暴食会对生理和心理都造成严重损害，例如，暴食会对胃、食管造成损伤，暴食会引起肥胖。倘若暴食后采用催吐、导泄等补偿行为来抵消体重的增加，还会引起电解质紊乱、心律失常、牙齿损伤等。对这部分人来说，他们急需减少、停止暴食及补偿行为。

  目前，针对神经性贪食和暴食障碍，国内外公认的一线治疗为认知行为治疗（cognitive behavior therapy，CBT），其次是辩证行为治疗（dialectical behavior therapy，DBT）、人际心理治疗(interpersonal psychotherapy，IPT)。进食障碍与CBT是完美的匹配，因为进食障碍从根本上说是"认知障碍"，而CBT的本质就是引起认知变化。CBT已被广泛研究，其效果已经在美国、加拿大、英国、欧洲其他国家、澳大利亚、新西兰得到研究检验。没有任何其他针对进食障碍的治疗获得过这么多的证据支持。与其他心理治疗（主要指 IPT 和 DBT）及药物治疗相比，CBT 对进食障碍有着更优的疗效和更好的依从性，能够显著减少暴食、清除行为，改善患者对体形、体重的看法，同时能够改善其他的共病症状，如情绪障碍等。随访观察（平均 5.8 年）显示上述疗效能够长期维持。

本书的治疗方案是基于进食障碍的强化认知行为治疗（enhanced cognitive behavior therapy，CBT-E）的自助方案。CBT-E 是 CBT 的一种，于 20 世纪 70 年代末由英国的克里斯托弗·G. 费尔本（Christopher G.Fairburn）教授和他的同事共同在经典 CBT 的基础上发展出来，它基于诸多专业人员的综合临床经验，最早用于在门诊治疗的成人神经性贪食（CBT-BN；Fairburn，1981）。之后，他们将神经性贪食的认知行为理论扩展到所有的进食障碍，并开展临床疗效研究。CBT-E 包含了对进食问题进行概念化的新方法，改善了对进食恢复控制的方法，在对体形和体重的担忧的处理方法上更加成熟，且更强调复发的预防，是目前经研究证实的治疗进食障碍最有效的方法之一。

CBT-E 的理论基础是对进食障碍的跨诊断模式。费尔本教授认为对于神经性厌食、神经性贪食、暴食障碍以及其他进食障碍而言，患者之间有许多相似之处，并且随着病情发展，很多进食障碍患者的症状可以转变，例如患者可能从厌食转变成贪食。因此，要发展出更有效的治疗方法，就要看到不同症状其实是更广泛意义上的进食障碍的表现。一些出现在不同进食障碍中的临床症状，如节食、过度锻炼、暴饮暴食、呕吐、体形检查等，可能均直接或间接地源于患者对食物、体形、体重的错误估计这一核心问题。与此同时，完美主义、低自尊、人际交往困难也常常在进食障碍患者中伴随出现。根据这一理论基础，费尔本教授从帮助患者认识自身的进食障碍维持模式开始，通过行为技术处理紊乱的进食模式，通过认知改变解决患者对体形和体重过度评价、进食规则、"全或无"思维等的错误认知，从而帮助患者从疾病中恢复。

费尔本教授于 1995 年首次出版了 *Overcoming Binge Eating: Proven Effective in Clinical Research*，随着新知识和治疗方法的不断更新，2013 年他又更新了大量内容并出版了第二版，即本书的英文版。在本书的第一部分，他收录了有关所有类型暴食的信息，涵盖了关于暴食问题最全面、最新的信息来源，其中也包括神经性厌食中的暴食，以及有关节食、体重和体形方面的众多内容。第二部分中，费尔本教授基于治疗方面的进步详细阐述了针对暴食的新疗法——CBT-E的自助方案。为了让读者对本书的治疗取向一目了然，经过反复讨论，我们将中文书名定为《战胜暴食的CBT-E方法》，以区别于其他类型的自助图书。

本书作者克里斯托弗·G.费尔本教授是英国牛津大学惠康首席研究员和精神病学教授，牛津大学进食障碍研究中心（the Centre for Research on Eating Disorders at Oxford，CREDO）的负责人。费尔本教授致力于有效心理治疗在全球的推广。他所编制的《进食障碍检查量表》（EDE）及其自评版本——《进食障碍检查自评问卷》（EDE-Q），是目前国际上使用最为广泛的进食障碍评估量表之一。

由于国内进食障碍研究工具匮乏，本人于2011年和内华达大学雷诺分校的华人心理学家黄悦博士合作，率先引进费尔本教授的《进食障碍检查自评问卷》（EDE-Q 6.0），并在国内开展该问卷的信度和效度研究，相关论文已发表于国内核心期刊《中国心理卫生杂志》。目前，中文版EDE-Q 6.0已成为国内最重要的进食障碍研究工具。2016年，我带领团队开始翻译费尔本教授撰写的CBT-E治疗师用书 Cognitive Behavior Therapy and Eating Disorders（《进食障碍与认知行为治疗》，即将出版），同时根据该书开展进食障碍的团体强化认知行为治疗和研究，并采用EDE-Q 6.0评估患者进食障碍症状的严重度。研究结果证实，团体CBT-E对进食障碍的疗效明确（相关论文正在发表中）。

2019年8月，上海市精神卫生中心进食障碍诊治中心翻译出版了《告别情绪性进食的DBT方法》，该书首印后1个月余即告售罄。那是一本主要针对情绪性进食（大部分为暴食）人群的自助图书，我们相信它将有助于改善暴食行为。这之后，越来越多有暴食行为的人在看过该书后认识到其问题的严重性，开始前来就诊、治疗。这让我们意识到翻译出版好的自助图书，尤其是针对数量巨大的暴食行为问题者的图书的重要性。相比《告别情绪性进食的DBT方法》，《战胜暴食的CBT-E方法》是针对暴食行为更为经典的心理治疗自助图书。

本书写给所有在控制进食方面存在问题的人，特别是想要做出改变的暴食问题者、进食失控者，不管什么年龄、什么性别或体重多少。此外，想要帮助他们的家属和专业人员，包括精神科医生、护士、内科医生、心理治疗师、社会工作者、康复治疗师等，可以根据本书协助他们改变。

感谢上海科学技术出版社韩绍伟编审慧眼识书，共同引进这本最经典的进食障碍自助书。可以有机会继续翻译费尔本教授的这本著作，我深感荣幸。本书的翻译团队由中华医学会心身医学分会进食障碍协作学组的骨干以及上海市精神卫生中心进食障碍诊治中心的骨干组成，他们长期致力于进食障碍的心理治疗和研究，希望能更好地传递 CBT-E 理念。感谢所有翻译团队成员在繁忙的临床、研究工作之余抽空翻译本书。

本书的出版，将弥补国内进食障碍专业自助图书的不足，为进食障碍患者（尤其是暴食问题者、进食失控者）的康复提供有力的支持。

陈珏
医学博士，主任医师
上海市精神卫生中心临床心理科主任
上海市精神卫生中心进食障碍诊治中心负责人
中华医学会心身医学分会进食障碍协作学组组长
中华医学会精神医学分会进食障碍协作组副组长

2020 年 10 月 15 日于上海

英文版前言
关于本书及使用方法

如果你在控制进食方面遇到问题，那么无论你多大年龄、何种性别、体重多少，这本书都适合你。《战胜暴食的CBT-E方法》提供了关于暴食问题以及如何战胜暴食的通俗易懂而又具有权威性的信息。本书第一部分介绍关于暴食问题的事实，第二部分介绍基于最新的有效治疗方法的自助方案。只要没有低体重的情况（参见第106页），任何有暴食问题的人都可以使用这个"强化版"自助方案。

本书英文第1版于1995年出版。从那时起，书中的第一部分已被公认是关于暴食问题的可靠信息来源。同时，第二部分中的治疗方案经过许多临床试验的检验，成为可能是具有最多临床试验证据的自助方案。无论是仅作为自助还是与外部支持（指导式自助）一起使用，该方案都被反复证明能有效解决暴食问题。因此，它已成为暴食问题的主要治疗方法。因认可此方案的有效性，美国行为认知疗法协会（the U.S. Association for Behavioral and Cognitive Therapies）给予了本书认证印章，英国国家卫生服务组织（the U.K. National Health Service）则允许医生将本书当作一种处方使用。

然而，近年来我们获取了新知识，随着它们的出现，治疗方法有了新的发展。因此，此版《战胜暴食的CBT-E方法》本质上是一本新书。为确保本书仍是关于暴食问题的最全面、最新的信息来源，我对第一部分进行了大量的修订。新书收录了所有类型暴食的相关信息，包括神经性厌食中的暴食，另外也有更多关于节食、体重和体形方面的内容。

根据治疗方面的进步，尤其是基于可靠循证依据的"强化"治疗版本的新发展，我对第二部分也做了重大修改。进食障碍的强化认知行为治疗（CBT-E）包含了对进食问题的新定义、重获进食控制的新方法、对于关注体形和体重所导致问题的更综合的解决方法，并更注重预防复发。这些新进展已纳入自助方案中，因此，本版《战胜暴食的CBT-E方法》实质上是CBT-E的自助版本。

如果你有暴食问题，你可能会想直接进入本书的第二部分。这是一个错误的决定。你需要先阅读第一部分（至少阅读第1章、第4章和第5章），这将有助于你了解暴食问题以及为什么它迁延不愈。如果你想从自助方案中受益，这些认识至关重要。或者，你可能不确定自己是否有暴食问题。如果是这种情况，我建议你阅读同样关键的章节（第1章、第4章和第5章），看看你是否有这些章节中所描述的问题。如果有，请翻到第二部分的开头（第101页），在那里我会谈论尝试改变的利弊。

克里斯托弗·G. 费尔本

致谢

　　《战胜暴食的CBT-E方法》是一本适合有暴食问题的人看的书，它也是在有暴食问题的人的帮助下写成的。因此，我首先要感谢那些对本书的早期版本提出意见，并对自助方案进行尝试的患者和志愿者，他们的贡献是无价的。另外，对帮助我创作本书的朋友和同事，尤其是凯莉·布劳内尔（Kelly Brownell）、雅基·卡特（Jacqui Carter）、扎夫拉·库珀（Zafra Cooper）、菲莉帕·海（Phillipa Hay）、劳拉·希尔（Laura Hill）、玛莎·马库斯（Marsha Marcus）、玛丽安娜·奥康纳（Marianne O'Connor）和特里·威尔逊（Terry Wilson），我深表感谢。

　　埃玛·克里夫顿（Emma Clifton）、萨拉·斯夸尔（Sarah Squire）和苏珊娜·斯特拉布勒（Suzanne Straebler）加入了本版《战胜暴食的CBT-E方法》的创作，我对他们表示由衷的感谢。我也要感谢纳塔莉·巴尔内斯（Natalie Barnes）、马拉·卡特林（Mara Catling）和萨拉·科林斯（Sarah Collins）对本书的精心校对。

　　最后，我要感谢惠康信托基金会。从1984年起，它就开始资助我的研究。如果没有它的支持，这个自助项目及以此为基础的治疗方法就不会有所发展。

目录

第一部分　　**暴食问题：事实**

第 1 章　　暴食　　　　　　　　　　　　3

第 2 章　　进食问题与进食障碍　　　　17

第 3 章　　谁在暴食　　　　　　　　　28

第 4 章　　心理和社会因素　　　　　　35

第 5 章　　生理因素　　　　　　　　　55

第 6 章　　是什么造成了暴食　　　　　70

第 7 章　　暴食和成瘾行为　　　　　　82

第 8 章　　暴食问题的治疗　　　　　　90

第二部分　　**针对暴食的强化自助方案**

　　　　　　　做好准备　　　　　　　　101

第 1 步　　好的开始　　　　　　　　　112

第 2 步　　规律进食　　　　　　　　　126

第 3 步   替代暴食的方法   138

第 4 步   解决问题   146

第 5 步   总结与评估   155

节食模块   159

体像模块   166

好的结束   184

附录 1   获得针对暴食的专业帮助   189

附录 2   计算体质指数   190

附录 3   如果你目前超重   194

附录 4   处理"其他问题"   195

附录 5   给家人和朋友的建议   197

附录 6   给治疗师的建议   199

延伸阅读   201

本书的购买者可以使用微信"扫一扫",扫描左侧二维码,关注"上海科学技术出版社有限公司",点击"战胜暴食的 CBT-E 方法"图文信息,阅读、下载并打印自我监测表及总结表等内容,以用于练习。

第一部分

暴食问题:
事实

第1章　暴食

在节食时，我一旦想到食物，就对自我进行否定。这种想法很快演变成了强烈的想进食的欲望。刚开始进食的时候，我感到放松和舒适，这种感觉相当好。但接着我就感到停不下来，开始狂吃。我吃呀吃，直到实在塞不下去为止。这个时候，我感到了深深的罪恶，非常生自己的气。

这本书是写给任何在控制进食方面存在问题的人的，不管什么年龄、何种性别或体重多少。它是关于失控的进食和暴食问题的书。

暴食一词原来用于描述很多人都存在的问题：过量饮酒。现在这个词多用于描述过量进食。对于很多人来说，偶尔一次暴食是完全无害的，可能就是节食中的小反弹，或者一次自我放纵。但是对于另外一部分人来说，暴食意味着部分或完全失去对进食的控制。这部分人群不是个小数目，也不仅仅存在于西方人群中。

尽管暴食的现象普遍存在，但是大多数人对此问题的了解相对较少。暴食的量总是很大吗？暴食之后都会有清除行为吗？暴食问题是终生的，还是可以改变的？暴食是否是存在其他问题的信号？什么样的人容易出现暴食以及为什么会出现？对于自己和我们所关心的人，如何区分真正的暴食和单纯的过度进食行为？另外，最重要的是，我们要如何战胜暴食？

本书开篇章节将阐述什么是暴食。只有对暴食有充分了解，才能更好地回答以上一系列问题。

什么是暴食

近年来，暴食这个词的含义已经发生了变化。自19世纪中叶以来，暴食一词得到了普遍使用，《牛津英语词典》（*the Oxford English Dictionary*）中表述它主要是"大量饮酒，进而狂欢"的意思。虽然这仍然是其含义之一，但现在词典中经常用它代表过度进食，并可能还会使用"放纵"一词来加以描述。例如，在第11版的《韦氏大学英语词典》（*Merriam Webster's Collegiate Dictionary*）中，暴食这个词的含义是"不约束和过度放纵"。

这种所谓的"放纵"在男性和女性中其实都非常普遍。如前所述，对于一些人来说，这是种偶然的轻率行为，对他们的生活没有影响。但是对于另外一些人，例如在本章开头描述体验的那位女士，这就是个真正的问题，并可能对其生活的很多方面产生巨大的影响。不能区别偶尔放纵和暴食的关键原因是对行为表象的混淆。

基于澄清"暴食"这一术语含义的必要性，研究人员对暴食者进行了调查研究。结果显示，虽然没有两个人的经历是完全相同的，但被普遍认为是暴食的行为有2个核心特征：过量饮食（虽然对于他人来说可能并非过量）及同时出现的失控感，而失控感至关重要。我们需要认识到暴食的专业定义中有一个附加特征，即在相同情况下暴食者比大多数人吃的多。尽管这一点还存在争议，但是它已经被广泛应用，我们将在后面的章节对此进行讨论。

> 暴食有2个共同的核心特征：过量饮食及同时出现的失控感。

暴食的特征

我随手抓起我能拿到的任何食物，然后将它塞进嘴里，有时我甚至都不咀嚼。但是当我的胃开始疼痛并且体温升高时，我开始感到愧疚和害怕。只有当我实在太难受了，我才会停下来。

关于暴食的个人描述非常具有特征性。描述中呈现的内容可以用来识别自己或者身边的人是否有暴食行为。

感受：暴食开始的时候会带来愉悦。食物的味道和口感会使人们感到非常享受，但是这种情绪持续的时间非常短暂。随着摄入的食物越来越多，这种情绪很快被厌恶感取代。有些人会对自己的行为感到很厌恶，但还是会不停地吃。

进食速度：通常，暴食的进食速度很快，很多人都只是机械地把食物塞进嘴里且几乎不咀嚼。有些人还会同时喝水，使食物冲进胃里，这使他们更容易有饱胀感。大量喝水还会让他们随后更容易把食物吐出来。

激越：有些人会在暴食期间坐立不安、来回踱步。他们可能表现得非常绝望。他们对食物的渴望非常强烈，这促使他们去进食，这也是为什么有时人们会使用"强迫性进食"这个描述。获取食物对他们来讲极为重要，他们可能会食用他人的食物，从商店偷食物或吃别人丢弃的食物。大多数人认为这种行为丢脸、让人恶心并且耻辱。

我先吃了1碗麦片。我吃得很快，立刻就吃了2、3碗。此时我发现我已经失去了控制，会一直吃下去直到暴食。我仍感到很紧张，发疯似地寻找食物。这几天，我就在大学附近疯狂地寻找别人丢弃的食物。我知道这真的很恶心。我快速地把食物塞进嘴里。有时候我会去城里，在沿途的商店停下。我只从每家商店购买一点食物，以免引起怀疑。直到没有钱了或者，更常见的是，因为我已经吃得很撑了，胃里再也装不下东西了，我才会停下来。

一种意识改变的感觉：人们经常描述在暴食期间他有一种被催眠了的感觉。如果你经历过这种状态，就会感到你的行为几乎是自动的，就好像不是你在吃饭一样。但是，和下面的例子一样，也有人报告他会用看电视，听很响的音乐，或者进行其他形式的活动来使自己分心，从而阻止自己意识到自己正在做什么。

这一切都始于我醒来时的感受。如果我不开心或有人说了些什么话让我心烦，我就会有强烈的进食欲望。当这种强烈的冲动来临，我感到浑身湿热，大脑一片空白，然后就自动走向了食物。我吃得飞快，好像害怕吃得慢了就会有时间思考我在做什么。我站着吃或边走边吃。我经常边吃边看电视或杂志。这一切都是为了阻止我思考，因为思考就意味着我要去面对我正在做的事情。

隐秘性：典型暴食的标志之一是其发生的隐秘性。有些人对他们的暴食行为感到羞耻，以至于他们竭尽全力地隐藏它，并且可能数年内周围人都不知道他们有这种情况。他们实现这一目标的方法有 2 种：一种是与他人在一起时以相对正常的方式进食，另一种是耍一些"诡计"。你可能了解人们隐藏暴食行为的一些方式：例如，在正常地吃完饭后，有些人会偷偷回来吃掉所有的剩菜；另一些人为了避免被发现而把食物带到他们的卧室或浴室去吃。

我结束工作后去购买食物。在进家门之前我就开始吃东西，但我是把食物藏在口袋里偷偷地吃。回到家后我就开始"正常地吃"，我会一直吃到肚子疼、实在吃不下了为止。只有到了这种地步，我才能从恍惚的状态中回来并思考我所做的事情。

失控感：如前所述，失控感是暴食的核心特征之一，它是区别暴食与日常生活中的过量进食的关键点。不同的人对这种失控感的体验是不同的，一些人在暴食之前就产生了失控感，而另一些人的失控感是在进食的过程中逐渐产生的，又或是当他们意识到自己吃多了的时候突然产生的。

值得注意的是，一些曾经暴食多年的人描述他们的失控感会随着时间的推移而逐渐消失，这也许是因为经验告诉他们暴食行为是不可避免的，所以没有必要去尝试消除这种失控感。有些人甚至提前计划他们认为不可避免的暴食行为，从而获得一种自我预言实现的满足感。提前计划使他们在一定程度上控制暴食发生的时间和地点，从而使暴食的影响最小化。因此他们会觉得没有失去控制。然而，实际情况并非如此，因为他们仍然无法防止暴食再次发生。此外，这些人中有许多人感到一旦他们开始进食就无法停止。即使暴食被中断，例如电话铃响或者有人前来拜访，也只是短暂的停滞，一旦干扰消失，暴食行为将会重新开启。

人们怎样暴食

在进食的频率及进食的食物方面，各人之间有很大的不同。因此很难从这些维度给典型的暴食下定义。

频率和持续时间

神经性贪食和暴食障碍是3种成人进食障碍中的2种（参见第2章），它们的诊断标准中要求暴食行为必须至少平均每周发生1次。这个标准相对武断，且多年来一直在变化。近年来这个标准受到质疑，大家以为那些暴食发生频率很低或间断暴食的人似乎受到的影响较小，然而事实并非如此。因此，临床医生在诊断时通常会忽略这个限定条件，而更关注患者是否经常暴食以及暴食是否影响身体健康或生活质量。

暴食发生的频率有何意义也并不明确。如果你仅是"偶尔"暴食，是否意味着没有必要担心？暴食的频率是多少才意味着它是问题？是数字（暴食频率、持续时间、时间跨度）决定了暴食问题的严重程度吗？抑或暴食对生活的影响程度才应该是引起临床关注的因素？就像前面所说的，在实践中，临床医生关注的是暴食对身体健康或生活质量损害的程度。

暴食会持续多久？这取决于多个因素，其中一个特别重要的因素是暴食者是否打算吃完后去吐。我们在牛津的患者数据表明，催吐者的暴食平均会持续1个小时，而那些不催吐者的暴食持续时间几乎是催吐者的2倍。几乎可以肯定，这是因为那些催吐者有尽快结束暴食的压力，这样他们就可以吐出食物，从而减少吸收的量。

暴食时进食的食物

我吃的食物通常是由对我而言"禁忌"的食物组成的：巧克力、蛋糕、饼干、果酱、炼乳、麦片和随手可及的甜食，比如生蛋糕混合粉，还有容易吃的食物和不需要准备的食物。因为这些食物太易让人发胖，我平时都不吃，但是在暴食的时候，我吃起来就没个够。

当人们被问起"你在暴食时会吃什么？"时，他们通常给出2种类型的回答。第1种与食物的类型有关。因此，他们可能会回答"甜食"或"有饱腹感的食物"。第2种与他们对食物的态度有关。因此，他们可能会回答"禁忌的食物""危险的食物"或"增肥的食物"。显然，大多数暴食的食物正是他们试图回避的食物。这个关键点我们将在后面讨论。它是理解大多数暴食原因的核心，同时也是战胜暴食并保持良好状态的关键点。

> 大多数暴食的食物正是他们试图回避的食物。

你可能听过一种说法：暴食的特点是碳水化合物摄入多，并受"碳水化合物渴求"的驱使。这个说法是错误的。事实上，暴食食物中的碳水化合物比例并不是特别高，不高于平常的餐食。暴食的特征不是碳水化合物、脂肪和蛋白质的比例，而是进食的总量。如果你或你认识的人有暴食行为，你会知道典型的暴食食物通常包括蛋糕、饼干、巧克力、冰激凌等。但是，正如哥伦比亚大学的蒂莫西·沃尔什教授（Timothy Walsh）所指出的那样，尽管这些食物富含碳水化合物，但对它们的更准确描述应该是高脂肪含量的甜食。

> 尽管"碳水化合物渴求"是一个流行且容易记住的词，但这个说法是错误的。

值得注意的是，在十年前用"碳水化合物渴求"这个说法可能更贴切。在我的印象中，暴食的食物组成会随着时间的推移而变化，主要受当时哪种食物是被主张要避开或是"禁忌"的影响。过去，碳水化合物被视为"坏"食物，于是成了暴食食物的显著特征，而如今则是脂肪背负了不好的"名声"（饮食流行和时尚将在第5章中讨论，参见第57页）。

图1是一位神经性贪食患者摄入食物的记录。它显示了典型的暴食模式包含了节食和暴食的交替。

星期（ 二 ） 日期：6 月 18 日

时间	进食的食物和饮料	进食地点	*	V/L	情境、想法和感受
6:30	黑咖啡 1 杯水	卧室			失眠夜，感觉恶心、肥胖。
11:45	黑咖啡 2 杯水	员工休息室			今天我不会暴食！ 开始感到饥饿，所以又喝了 1 杯水。
2:15	1 瓶中瓶无糖可乐 半个甜甜圈	员工休息室			天啊！为什么他们总提供甜甜圈？但我只吃了半个，所以没事！
3:30	4 个甜甜圈	员工洗手间	*		我为什么吃了 4 个甜甜圈？我忍不住了，但是我不想别人看见我这样。我感觉糟透了，肥胖。
6:15	1 瓶中瓶无糖可乐 1 杯水	厨房			我今天再也不会吃任何东西了。
9:30	皮塔饼和鹰嘴豆泥 3 个肉桂葡萄干百吉圈 6 勺花生酱 15 块奥利奥饼干 半加仑香草冰激凌① 3 把坚果 1 瓶大瓶无糖可乐	卧室	* * * * * *	 V V	我讨厌我自己。我没有意志力。我感到极其孤独。 我很早就去睡觉了，以免再吃东西。

图1 一位神经性贪食患者的进食记录。 请注意他前半天进食不足，随后开始了暴食（*表示其自认为进食过量；V/L 表示有催吐或者服用了泻药或利尿剂）。

---

① 约 16 个冰激凌单球。——译者注

暴食的食物量

一次暴食期间进食的食物量因人而异，而且差异相当大。有些人会进食超大量的食物，偶尔有人描述他一次会吃掉总热量在15 000~20 000千卡（1卡=4.186焦耳）的食物。然而，这并非典型的暴食。当人们被要求准确描述他们吃了什么并计算热量值时，一次典型暴食的食物总热量在1 000~2 000千卡。大约四分之一的单次暴食会超过2 000千卡，这与许多女性日平均热量需求量接近（参见第59页，表5）。

实验研究支持了这些说法，在研究中志愿者先暴食，然后再精确计算他们所摄入的食物热量，得到了相似的结果。一项研究发现，五分之一的暴食者一次摄入热量超过5 000千卡，十分之一的暴食者一次摄入热量超过6 000千卡。

虽然在许多暴食中一次进食的热量是很大的，但同样存在很多不典型的暴食，其一次进食的热量并不大，只是普通的量，甚至更小。因为量小，这些暴食不符合前面描述的定义，但是仍被摄食者视为暴食，因为他觉得自己吃多了，且伴有失控的感觉。进食障碍检查量表（the eating disorder examination，EDE）是我和同事扎夫拉·库珀一起设计，用以评估进食障碍特征的访谈问卷。EDE将进食量并不大的暴食定义为**主观暴食**；而真正进食大量食物的暴食被称为**客观暴食**。

主观暴食并不罕见，并且可能引起很大的痛苦。主观暴食在试图坚持严格饮食的人中很典型，包括神经性厌食患者（在第2章中，我描述了各类"进食障碍"）。

> 主观暴食并不罕见，并且可能引起很大的痛苦。

暴食的花费

> 食物上的花费是我每个月最大部分的开销，这些年来这笔花费让我负债累累。

暴食的花费可能很高，且会使人陷入经济困境。这就在一定程度上解释了为什么有些人会去偷食物吃。图2展示了暴食的花费情况。斯科特·克劳（Scott Crow）及其在明尼阿波利斯的同事对神经性贪食患者的花费情况进行了研究。他们发现，患者大约三分之一的食物账单是他们在暴食期间产生的。

```
          请在离开前检查你的物品
           无此发票不可退货
       ****** 今 日 支 出 ******


           KELLGGS 爆米花          3.69 F
           BIZIOS 披萨            5.99 F
           MABISCO 奥利奥          3.49 F
    定价 4.49, 你省了 1.00
           BRYRS 冰激凌          PC 6.99 F
    1 @ 2/5.00
           彼得潘花生酱            2.50 F
    定价 3.49, 你省了 0.99
           THEGAS 纽约百吉圈        3.49 F
    定价 4.49, 你省了 1.00
           MGM 花生酱 82 盎司       3.19 B
           BH GOUDA 芝士          5.99 F
           健怡可乐 1.25L          1.19 B
    DP     单个                 0.05 F
           MURRAY 旧金山饼干        3.49 F
           税                  0.36
    ****   共计                40.42
```

图2　暴食的花费：一次暴食的超市购物小票（美元）。

所有的暴食都一样吗

　　暴食的情况差异很大，不仅在不同人之间存在差异，而且同一个人每次暴食的情况也不尽相同。人们常常报告他们有1种以上的暴食情况，其中一些暴食可能不符合技术性定义（客观暴食）。以下是某人描述的他的 3 种类型的暴食。

完全暴食

我一直一直在进食，速度飞快，并没有享受食物。最初的味蕾上的快感被罪恶感冲淡了。这通常都是在某个地方偷偷地发生，比如在家中厨房或者学校的个人寝室。我会一直吃，直到实在吃不下了。这种情况的暴食中，我通常会在暴食期间或之后服用泻药，这加剧了我的恐慌和内疚。刚吃完的时候，身体的饱胀感让情绪变得迟钝，但很快我就会感觉非常糟糕。

部分暴食

这种情况通常发生在深夜，与完全暴食类似，我也是在某个地方狼吞虎咽，没有进食的享受感。不过我也没有很明显的恐慌感。这几乎是一种自动反应，尤其在某些情况下。对于这种情况，我可以停得下来。

慢节奏暴食

这种情况通常发生在家中，而不是在学校。我可以预见它的发生。我可能会做一些思想斗争，但最终会妥协，同时会产生一种可以称得上是愉悦的感觉。因为我不需要再纠结了，所以我有一种压力释放感。事实上，我是喜欢这样的暴食的，至少喜欢开始的那个部分。我挑选自己喜欢但平时不允许或仅允许自己吃得很少的食物。我也可能会花时间来准备食物。在某些时刻，一些想法会冒出来，例如我是多么的愚蠢、我会变得多胖（而不是我有多贪婪），然后我变得更加内疚，但仍然感到有一种冲动驱使我继续进食。

一些特定群体的暴食有其独特之处。例如，神经性厌食患者常会有轻度的主观暴食，并伴随着与客观暴食相同的痛苦和失控感。而那些显著超重的暴食者（其中许多人患有"暴食障碍";参见第2章)则因暴食的感觉没有那么特别而难以确认开始和结束的点。这种暴食通常比神经性贪食者的暴食持续更长的时间。实际上,它们几乎可以持续一整天。

暴食是如何开始的

到现在为止,你可能会对暴食是怎么发生的感到困惑。为什么那些让人感到厌恶和羞耻的事情会一次又一次地发生?这指向2个问题。第一,最开始导致暴食的原因是什么?第二,是什么让暴食持续存在?这些问题将在第6章中进行讨论。然而,同样重要的是那些直接触发个体进行暴食的因素。什么情况更容易触发暴食?

很多情况都会触发暴食。一项早期的经典研究确定了暴食的主要触发因素,一项较新的研究获取了暴食发生地点的信息(专栏1)。以下描述了一些最常见的触发因素。

吃得太少及其导致的饥饿:一些暴食者在暴食之外吃得很少,特别是那些患有神

专栏1　暴食的触发因素及发生地点

对澳大利亚悉尼进食障碍中心32名有暴食问题的患者的研究获得了详细的信息[①]。大多数患者符合神经性贪食的诊断标准(参见第2章)。据报道,暴食的主要诱发因素如下:

91%	紧张
84%	进食食物(任何食物)
78%	独处
78%	渴望某种特定食物
75%	想着食物

72%	回到家中（放学或下班之后）
59%	感到无聊或孤独

给 33 名患有暴食障碍的女性（参见第 2 章）派发掌上电脑，持有时间为 1 周[2]。每隔一段时间，她们被问及有关进食和情绪的问题。结果发现，暴食最常发生在她们独处并呆在以下地点时：

31%	厨房
31%	客厅
10%	汽车内
10%	工作单位

---

① 资料来源：Abraham S. F., & Beumont P. J. V. (1982). How patients describe bulimia or binge eating. Psychological Medicine, 12, 625-635.

② 资料来源 Stein R. I., Kenardy J., Wiseman C. V., Dounchis J. Z., Arnow B. A., & Wilfley D. E. (2007). What is driving the binge in binge eating disorder? International Journal of Eating Disorders, 40, 195-203.

经性贪食或神经性厌食的人。和那些严格节食的人一样，由此产生的剥夺感可能会产生许多不良影响。严格限制进食以及吃得太少会令生理和心理两方面的进食压力都持续攀升，而一旦开始进食就很难停止。许多人形容这就像大坝决堤。

> 暴食冲动通常在"正常"的一天（也就是我想不吃东西的那一天）的中午左右开始。午后，关于食物的念头越来越多地占据了我的头脑，最终在下午 4 点左右，我被这些想法吞没，集中注意力的能力荡然无存。所以我放下工作去商店买食物。
>
> 绝对能引爆我的就是饥饿。如果我饿了，我不会只吃一点儿东西来满足自己，而是把能得到的任何东西统统吃掉。那时候，好像任何口味的食物都适合我，即使是那些我根本不喜欢的东西。

打破节食的规则：许多暴食者也会节食，他们的节食形式往往具有很强的特征性

（我们将在第4章讨论）。他们通常会试图遵循严格的规定，比如应该吃什么、何时吃以及吃多少。打破这样的规则通常会诱发暴食。

饮酒：有些人发现饮酒会使他们更容易暴食。这种关联的产生有很多原因。酒精会降低抵抗即时欲望的能力，从而干扰遵循节食规则的能力。例如，在饮了几杯酒后，原本只吃沙拉的计划就会被随意丢弃，取而代之的是去饱餐一顿。酒精也会损害判断力，导致他们低估打破进食规则所引发的痛苦感受。此外，酒精使一些人感到阴郁和沮丧，从而进一步增加暴食的风险。

不愉快的情绪：所有类型的不愉快感都能触发暴食。感到沮丧是一种尤为强大的诱发因素。

> 当我感到疲倦或沮丧，或者只是心烦意乱时，暴食就开始了。我变得紧张、恐慌甚至非常空虚。我试图阻止进食的冲动，但它变得越来越强。释放这些感受的唯一方法就是暴食。暴食确实可以麻木这些感受。它可以平息任何令我不安的事情。但问题在于取而代之的是内疚感、自我批评和精疲力竭。

其他情绪诱发因素包括压力、紧张、无望、孤独、无聊、烦躁、愤怒和焦虑。

生活不规律：日常生活缺乏规律让人容易暴食，而生活规律是保护性因素。生活不规律可能伴随着无聊的感觉，而这种情绪是诱发暴食的因素之一。

独处：正如前文提到的，暴食的发生具有隐秘性。由于没有了限制暴食的社会因素，独处会增加暴食的风险。如果同时人们内心又感到孤独，暴食的风险就会更大。

感觉胖：感觉肥胖是许多女性的体验，这在男性中并不常见。但是在有进食问题的人中，这种"感觉"的强度和频率似乎更高。无论真实的身材情况如何，这些人往往会将感觉胖等同于肥胖（我将在第4章中更详细地讨论感觉胖）。感觉肥胖就会诱发暴食。

体重增加：大多数关注体重的人都很受不了体重的增加，哪怕体重只增加1磅（1磅≈0.45千克）都会引发负面反应。在那些容易发生暴食的人中，其中一种反应就是放弃控制进食而去暴食。这些反应基于一种误解：实际上体重在一天内、几天之间或短期内的波动反映的是水合作用，而不是脂肪的变化（在第5章中，我讨论了体形和体重的波动；在第55页，我提供了如何解释体重计上的数字的建议）。

经期前紧张：一些女性报告说，在月经之前的几天控制进食特别困难。这可能是她们对某些相关因素的反应，例如感觉身体肿胀、经期前体重增加、抑郁或烦躁等不良情绪。

暴食怎么结束

　　暴食之后，我感到害怕和愤怒。害怕是主要的感觉之一。我被将要增加的体重吓得要命。我也对自己再次暴食而感到愤怒。暴食让我厌恶自己。

　　暴食之后最难的就是要等待相应的感觉褪去。我讨厌这种没用和无能为力的感觉。有时候厌恶的感觉是如此强大，我都想撕开肚子，把里面的"垃圾"掏出来。我做不到这一点，就只能选择泻药了。

在一般的过量进食后，大多数人要么接受并把它看成一次放纵（"任性但很好"），或者有一些内疚感（更准确地说是感到后悔）。他们可能决定少吃点儿或做运动来补偿一下，但其自责和补偿行为基本就到此为止了。

　　暴食的后果则大不相同。暴食者经常报告说他们会体验到一些即时的、积极的感受，虽然很短暂。例如，暴食令他们感到从之前的心理和生理的剥夺感中解脱出来，那些触发了暴食的抑郁或焦虑感也可能消失。但这些好的感觉很快就会被羞耻、厌恶和内疚感所取代。随后他们开始自责，对控制进食感到绝望。由于担心体重增加，焦虑也很常见。这些负面情绪可能因暴食后的生理反应而放大，比如常见的嗜睡和腹胀。对体重增加的恐惧可能会非常强烈，以至某些人会采取极端的补偿措施。讽刺的是，这可能会进一步诱发暴食（我们将在第4章详细讨论）。

第 2 章　进食问题与进食障碍

几乎所有人都听说过神经性贪食和"节食病"，即神经性厌食。不幸的是，这些疾病所引起的公众注意反而导致问题被低估了，例如，术语"厌食"被当成了低体重的同义词。本章的目标之一是阐明这些术语的含义，同时阐述暴食问题的分类。

进食问题不等于进食障碍

绝大多数暴食的人并没有"进食障碍"。他们只是偶尔暴食，没有伤害到身体，也没有损害生活质量。然而，如果他们自认为暴食是个"问题"，那就可以称之为"进食问题"。另一方面，有很多人的暴食确实影响了身体健康或生活质量，这些人被视为患有进食障碍。

> 绝大多数暴食的人并没有"进食障碍"。

在成人和青少年中，存在3种不同的进食障碍。

- 神经性贪食。
- 神经性厌食。
- 暴食障碍。

然而，这不是全部。基于临床和基于社区的研究表明，除上述3种进食障碍外，患有其他进食障碍的人并不少见。他们可能被视为患有"非典型性进食障碍"。

神经性贪食

神经性贪食，最初在北美地区被称为"贪食"，仅在过去30年左右才引起人们的关注。专栏2列出了这一"新"进食障碍在发展史上的几个里程碑。

专栏2   神经性贪食简史

1976年：美国大学生"饮食过盛"的研究报告（参见第3章）。

1979年：杰拉尔德·拉塞尔（Gerald Russell）教授发表经典论文"神经性贪食：神经性厌食的一个不祥变种"，该论文引入了神经性贪食这一术语。

1980年："贪食综合征"被添加到美国精神病学协会的诊断手册中。

1980—1982年：英国和北美地区的研究表明，神经性贪食可能很常见（参见第3章）。

1981—1982年：有报告阐述了神经性贪食的2种有效治疗方法：认知行为治疗和抗抑郁药物治疗（参见第8章）。

1987年：美国精神病学协会重新定义贪食，更名为神经性贪食，使这一概念更加符合拉塞尔的概念。

2013年：美国精神病学协会对神经性贪食的诊断标准扩大到包括每周发生1次暴食，以往的诊断标准是每周最少2次。

原则上，诊断神经性贪食必须具备3个特征，同时必须排除1个特征。这些特征如下。

1. 频繁地客观暴食。也就是说，患者必须反复发作性进食真正大量的食物（与当时的情境不匹配），同时伴有一种失控感。根据定义，所有神经性贪食患者都有暴食。

2. 采取一种或多种极端的控制体重的方法，包括催吐、滥用泻药或利尿剂、过度运动以及极度节食或禁食。

3. "过度评价"自身体形和／或体重的重要性。也就是说，神经性贪食患者主要，甚至完全根据其对体形或体重的控制能力来评判自己（这个特征在第4章，第46页有详细描述），他们对体形和体重的关注远远超出了仅觉得胖或者对外表不满意的范围。

4. 目前没有神经性厌食（之后会提供定义）。实际上，这意味着患者没有显著的低体重。在实践中，绝大多数神经性贪食患者的体重在健康范围内。图3显示了神经性贪食、神经性厌食和暴食障碍患者的体重分布情况。

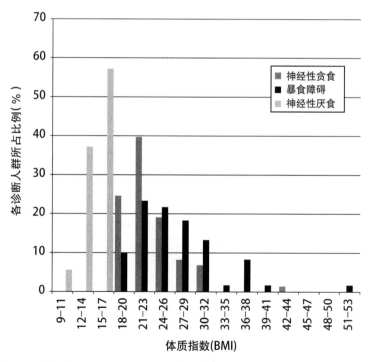

图3　神经性贪食、神经性厌食和暴食障碍（参见第22页）患者的体重分布（用体质指数表示）。数据由里卡尔多·达勒·格拉夫（Riccardo Dalle Grave）博士提供。

如第3章所述，神经性贪食主要局限于女性，其中大多数年龄在20多岁。男性患病比例不确定，可能不到10%。问题通常始于青少年末期，由于她们严格节食而最终变为反复发作的暴食。在大约四分之一的病例中，极端节食使该患者首先发展为神经性厌食，然后进展为神经性贪食。

神经性贪食患者的饮食习惯很混乱。所有人都有客观暴食，但这些暴食是在极度限制进食的背景下发生的，事实上，患者在暴食之外的进食模式与神经性厌食非常相似。有些人在暴食之外几乎不吃东西，而其他大多数人则是严格节食。许多人在每次暴食后都会催吐，以清除他们吃过的食物，也会用泻药、利尿剂、减肥药及过度运动来达到此目的。

一旦开始，神经性贪食往往进入自发维持的状态。尽管它可能时轻时重，但几乎没有自发缓解的可能。患者真正开始寻求帮助大多发生在病后5~10年，甚至更久。

神经性厌食

大多数人都听说过神经性厌食，可能是因为它的致命性或者患者看上去太可怕而吸引了媒体的注意。诊断神经性厌食必须满足2个主要条件。

1. 显著的低体重，且这是他们自己"努力"造成的。用于确认某人是否属于显著低体重的标准阈值是有争议且在变化的，体质指数（body mass index，BMI）低于17.5、18.0或18.5是广泛使用的标准（专栏3解释了BMI）。

专栏3　体质指数（BMI）

体质指数（BMI）根据身高来校正体重，是确定低体重、正常体重或超重的有效方法。具体地说，它是以千克为单位的体重除以以米为单位的身高的平方，即体重（kg）/［身高（m）×身高（m）］。BMI适用于年龄在18~60岁的所有性别的成年人。本书附录

2提供了相关图表，你可以用它来确认BMI。

以下是用于区分低体重、健康体重、超重或肥胖的BMI阈值。请注意，这些阈值是基于健康风险划分的，而非外观。

低体重　　　　　BMI < 18.5

健康体重　　　　BMI在18.5~24.9

超重　　　　　　BMI在25.0~29.9

肥胖　　　　　　BMI ≥ 30.0

有充分的证据表明，与白种人相比，亚洲人群提示健康风险的BMI要更低一些。因此，世界卫生组织已经考虑降低提示亚洲人超重和肥胖的BMI阈值。

同样值得注意的是，BMI存在局限性。它不适用于18岁以下的儿童、60岁以上的成年人以及肌肉量大的人（例如许多运动员）或有躯体疾病的人。

2. 和神经性贪食一样，患者过度评价了体形和体重的重要性，不是担心体重过低，而是害怕体重增加或变胖。事实上，很多患者尽管体重很低，仍认为自己"胖"。因此，他们有时被视为有"对胖的病态恐惧"或"体重恐惧症"，他们的节食行为被描述为受"对瘦的无尽追求"所驱使。

神经性厌食主要影响十几岁的女孩和年轻女性，但也有大约十分之一的患者为男性。患者通过少吃来达到低体重，当然过度运动也可能起到一定的作用。他们避免吃他们认为会导致发胖的食物，有时可能会完全禁食。大约三分之一的神经性厌食者有"暴食"，通常量都很小（即主观暴食），暴食时他们限制食物摄入的企图失败了。对于患有神经性厌食的人来说，暴食可能仅仅意味着吃了几块小甜饼。

我的厌食大约持续了1年，之后我试图开始正常饮食。有一天，我莫名其妙地吃下了1块巧克力甜饼。突然，我开始吃所有之前不许自己吃的东西。按照我目前的标准，那个量并不算大，但已经超过了当时我一个礼拜通常摄入的热量。当我从恍惚的状态回神，突然被自己做的事情吓坏了。我马上跑进洗手间，把手指伸到喉咙里。我不得不催吐，清除我吃进去的所有"垃圾"。

神经性厌食可能是短暂的，患者可以在有或没有治疗的情况下完全康复，这是十几岁时最典型的病例。或者，它可能演变成神经性贪食或非典型性进食障碍（见下文）。一小部分患者长期停留在神经性厌食，这是一种非常严重的状态，恢复起来会非常困难。

暴食障碍

正如该术语所表述的那样，暴食是暴食障碍的主要特征。该诊断分型是最近才有的，但其起源可以追溯到20世纪50年代末，宾夕法尼亚大学的阿尔伯特·斯坦科德（Albert Stunkard）指出一些肥胖患者有严重的暴食问题。该观察在很大程度上被忽视或遗忘，直到20世纪80年代中后期，证据不断增加——大约四分之一寻求肥胖症治疗的人都报告有暴食，但很少有人符合神经性贪食的标准。大约在同一时间，社区对神经性贪食患病率的研究表明，大多数暴食者都没有神经性贪食。总之，这些研究结果指向一种新的进食障碍，即在没有极端控制体重的情况下反复发作的暴食。这种疾病现在被称为暴食障碍。在此之前，这些人被带有点贬义地称为"强迫进食者"。

暴食障碍患者有反复发作的客观暴食，但他们没有神经性贪食患者所使用的极端控制体重的措施。因此他们不会催吐，不服用泻药、利尿剂或减肥药，他们也不会过度运动及过度节食。相反，他们饮食的典型特征是通常有过量进食的倾向，暴食是叠加在此之上的。这在图4所示的饮食记录中有所提示。因此，暴食障碍患者经常有超重或者明显的肥胖就不足为奇了（如图3所示）。

相比神经性厌食和神经性贪食，暴食障碍影响的人群范围更宽，性别分布也更均匀，约三分之一的病例是男性；年龄范围更广，从十几岁到中年。它的病程特点呈阶段性，暴食发作的时期穿插在饮食可控的时期之间；病程可能相当长，持续数月甚至数年。

暴食障碍的社区研究表明，那些寻求专业帮助的人是一个非典型的亚群体。社区中的这些病例更为年轻，大多数都没有超重。

星期（ 四 ）　　　　　　　　日期：4 月 20 日

时间	进食的食物和饮料	进食地点	*	V/L	情境、想法和感受
8:10	原味百吉圈，黄油 脱咖啡因咖啡	厨房			
8:25	半个百吉圈，黄油 脱咖啡因咖啡	厨房	*		百吉圈很好吃，但是……
10:20	1块葡萄干松饼 脱咖啡因咖啡	办公桌旁			整个上午都想着吃。
12:00	中号意大利辣味香肠 比萨饼 大杯无糖可乐	员工餐厅			感觉有点儿恶心，很饱、很撑。我胖死了。
3:00	2 个甜甜圈 脱咖啡因咖啡 2 个甜甜圈	办公桌旁	* *		一定不能再买这些东西了。它们太好吃了。
6:30	大包装薯片 无糖可乐 2个蘸花生酱的原味百吉圈 1大块巧克力蛋糕 无糖可乐	厨房：站立吃	* * *		开车回家很累。焦躁不安。无事可做……就开始吃……无意识地吃。开始时我很享受。
7:15	3块奇巧巧克力 脱咖啡因茶 6勺巧克力冰激凌 1杯樱桃味酸奶	厨房	* * *		我又开始吃了，好绝望，我丧失了自控力。
9:00	2 杯脱咖啡因茶				

图4　一位暴食障碍患者的进食记录。 请注意总趋势是过量进食，暴食偶尔发生（*表示其自己认为饮食过量；V/L 表示有催吐或者服用了泻药或利尿剂）。

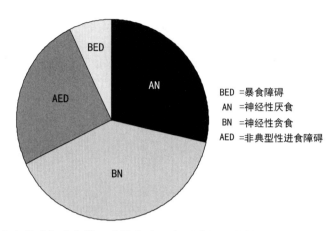

图5 **进食障碍中心的成年患者的4种进食障碍类型诊断分布情况**。数据来源：Fairburn C. G. & Cooper Z. (2011). Eating disorders, DSM–5 and clinical reality. British Journal of Psychiatry, 198, 8–10。

非典型性进食障碍

许多进食障碍不符合神经性厌食、神经性贪食或暴食障碍的诊断标准。这些进食障碍被贴上了各种各样的标签，其中一个是"未特定的进食障碍"（ED–NOS）。在本书中，我将采用不那么拗口的术语：非典型性进食障碍。

非典型性进食障碍是发生在成人和青少年中，不符合神经性厌食、神经性贪食或暴食障碍诊断标准的进食障碍。该类别最近引起了相当多的关注，因为人们已经发现它比预想的更常见（图5）。与神经性贪食和神经性厌食一样，它主要影响十几岁的女孩和年轻女性。

非典型性进食障碍可分为5个不同的亚组。

1. 阈值下神经性贪食：症状类似神经性贪食，但尚不满足其诊断标准。
2. 阈值下神经性厌食：症状类似神经性厌食，但尚不满足其诊断标准。
3. 阈值下暴食障碍：症状类似暴食障碍，但尚不满足其诊断标准。

4. 混合性进食障碍：混合了神经性贪食、神经性厌食或暴食障碍的特征，不能将该状态归类至这些疾病中的一种。

5. 夜间进食综合征：在晚上或夜间反复发作。

混合性进食障碍

混合性进食障碍是最常见的非典型性进食障碍，即混合了神经性厌食、神经性贪食或暴食障碍特征的进食障碍。典型的病例可以是有着神经性厌食和神经性贪食过度重视体形和体重的特征并可能体重稍低（但不足以诊断为神经性厌食），偶尔（而不是经常地）暴食，有极端节食和间歇性催吐的行为。

这种进食障碍在其严重程度、持续时间和对个体生活质量的影响方面相当于神经性贪食。患者通常在过去患有神经性厌食或神经性贪食。暴食是混合性进食障碍的常见特征。

你可能听说过清除障碍一词。这是临床医生用来描述某种进食障碍的术语，该进食障碍在没有暴食的情况下反复出现清除行为（主要是以催吐或滥用泻药或利尿剂的形式）。来自牛津的数据表明，这些人中的大多数都有主观暴食，所以把这部分人划为阈值下神经性贪食更合适。

夜间进食综合征

夜间进食综合征是一种相对较新的诊断，它的很多信息还尚待了解。原则上，必须有3个特征以诊断夜间进食综合征。

1. 反复发作性夜间（睡了一觉后）或傍晚过度进食。

2. 对当时的行为有意识。

3. 这种进食模式造成显著的痛苦或功能损害。

夜间进食综合征更易在成年早期开始，尽管可能有较长的无症状间歇期，但病程可能很长。它往往在失眠、肥胖和患有暴食障碍的人群中特别普遍。发病率在男性和女性中没有差别，有在家族中流行的特点。

唯一可能与夜间进食综合征相混淆的进食障碍是暴食障碍。与后者相比，前者有4个主要的特征：① 暴食只发生在傍晚或夜间；② 进食规模相对较小（一次进食的平均热量约300千卡）；③ 通常当时没有失控感；④ 进食的目的通常是恢复睡眠。

跨诊断视角

以上内容描述了目前几种主要形式的进食障碍各自在诊断上的特点和相互的区别，但这样的描述是有缺陷的。首先，它会让人忽略一个重要的事实：患有进食障碍的人有着惊人的共同之处。最重要的是，他们有相似的饮食习惯和相似的关注体形和体重的问题。这导致鉴别诊断很难进行。例如，某人具有神经性贪食的所有特征，但他体重稍低，也许BMI约为18.0。这个人的诊断在很大程度上取决于该BMI是否被视为"低体重"，而这是一个有争议的问题。如果它被认为是低体重，那么他很可能被诊断为神经性厌食；反之，他将被称为神经性贪食。另一个问题是神经性贪食和暴食障碍的界限。在没有催吐或服用泻药的人中，两者的区别主要在于他在暴食发作间歇期的进食量如何。如果进食量很少，他很可能被诊断为神经性贪食，而如果进食量大一些，他就可能被诊断为暴食障碍。换句话说，各种进食障碍之间没有明确的分界线。

诊断系统的第2个缺陷是3种进食障碍诊断未能覆盖进食障碍问题的完整群体，包括社区和临床群体。正如我们前面讨论过的，许多进食障碍并不符合神经性厌食、神经性贪食或暴食障碍的诊断标准，因此不得不被置于被忽视的其余类别中，即所谓的非典型性进食障碍。

　　大多数进食障碍诊断中要求的表现形式会随着时间的推移而发生变化，这一事实进一步损害了诊断分型的意义。某位患者完全可能在自身状态没有重大变化的情况下，在一月份时符合某种进食障碍的诊断，而在六月份就符合另一种进食障碍的诊断。这种情况并不少见。"诊断迁移"是常态，而不是例外。在我的临床实践中，我遇到了无数个二十多岁或三十多岁的人，他们从十多岁开始就患有进食障碍，但在一个阶段他会被诊断为神经性厌食，后来是神经性贪食，最近又被诊断为非典型性进食障碍。他们真的先后患有3种不同的进食障碍吗？不，他们只患有单一的进食障碍，只是随时间的推移诊断发生了变化。

　　本书在进食问题及如何克服进食问题方面采取了"跨诊断"的视角。第一部分描述了人们经历的各种进食问题以及导致问题持续存在的原因。第二部分描述了解决以暴食为主要症状的进食问题的方法——不论诊断如何。

第 3 章　谁在暴食

对于任何暴食者来说，这个问题的答案都是他们非常想知道的，因为很多人都认为自己是唯一的暴食者。很大程度上，这是暴食行为伴随的羞耻感和隐匿性的结果。这种隐匿性也导致研究人员很难准确地发现谁在暴食。

神经性贪食的出现

20世纪70年代中期神经性贪食的存在得到确认后，人们开始想了解暴食的人数有多少。这个问题最早见于一些报道，它们描述了美国大学的女学生中，一些人出现了"贪食—厌食综合征"或"暴食—清除综合征"的情况。1979年英国伦敦的杰拉尔德·拉塞尔发表了的一篇名为"神经性贪食：神经性厌食的一个不祥变种"的论文，使得该问题引起更广泛的关注。拉塞尔是一位受人尊敬的神经性厌食领域的权威人士。在该论文中，他描述了在1972年至1978年他见过的30位患者（28位女性和2位男性）的特征。这些人患有我们今天所称的神经性贪食。

同一时期在爱丁堡，我也在看一组类似的患者。他们最引人注目的特点是大多数人都认为自己是唯一有这种形式的进食问题的人。他们以为只有自己一再发生不受控制的暴食，然后催吐或服用泻药。这些观点并不令人惊讶，因为神经性贪食还没有引起公众的注意。事实上，在那个年代，几乎没人听说过暴食。

我在爱丁堡的大多数患者多年来一直将自己的进食问题对外人保密。他们这样做的部分原因是羞耻和自我厌恶，另一部分原因是他们认为没有能帮到他们的方法。将进食问题隐匿起来并不太难，因为他们大多数人的体重都很正常，而且与其他人在一起时，大多数人也可以相对正常地进食。他们的暴食行为是隐秘的。有些人说，当他终于鼓起勇气去看家庭医生时，却被告知因为体重正常，他不会有进食问题。

我的患者多年来一直在隐藏进食问题。这一事实表明，这种进食问题可能不是杰拉尔德·拉塞尔所提出的"神经性厌食的一个少见的变种"；相反，它可能是一个独立存在的、重大的健康问题。挑战在于如何确定是否情况真是如此。那么，如何才能发现那些藏起来的病例呢？

我通过《时尚》（*Cosmopolitan*）杂志的帮助解决了这个问题。由于我的大多数患者都是年轻女性，我猜想很多人都会读这本杂志，所以我搞了个小布告，放在1980年4月发行的英国版杂志中（图6）。结果出人意料。在1周左右的时间里，我接到了一千多位女性的来信，其中大多数人看起来几乎可以肯定患有神经性贪食（专栏4）。

新型进食模式

近期，一些精神科医生开始担心一种新型的、看似荒谬的进食障碍的出现。这种进食障碍主要影响十几岁及二十几岁的年轻女性。它的核心特征是频繁、隐秘地催吐及对"变胖"的极度恐惧。

这种病很难治，即使非常轻微的症状也可导致严重的生理、心理后果；而家庭医生可能对其症状及风险并不完全了解。

精神科医生希望了解此病的发病率。任何有类似催吐症状的人都可以通过回答一份保密的调查问卷来帮助我们研究。请写信至：费尔本博士，爱丁堡莫宁赛公园皇家爱丁堡医院大学精神病学系，EH105HF.

图6 《时尚》杂志的布告（摘自1980年4月发行的该杂志的"健康报告"页）。

专栏 4   《时尚》杂志的研究

为了确定神经性贪食是否是一个重要但未被发现的健康问题，女性杂志《时尚》在1980年4月版的"健康报告"页面中发出了一个布告（图6），告知那些使用催吐作为体重控制手段的人，如果愿意填写一份保密的调查问卷，可以写信进行联系。之所以选择催吐作为识别潜在病例的特征，是因为它是神经性贪食核心特征中最清晰的概念。

在一周左右的时间内，我们收到了1 000多份回复，并向前800位来信者发送了一份调查问卷，旨在获取有关体重、进食习惯以及对体形和体重态度的信息。我们回收了669份（84%）填写完整的问卷。基于问卷的结果，可以判断499名受访者极有可能患有神经性贪食。

所有499个案例都是女性（注意，这是一本女性杂志）。她们的平均年龄为24岁，三分之二的人年龄在20多岁。四分之三以上（83%）的人的体重处于与年龄和身高相匹配的健康范围内。大多数人的进食问题始于青少年时期，平均暴食的时间为5年。四分之一（27%）的人报告他们至少每天都在暴食，超过一半（56%）的人每天有催吐行为，19%的人滥用泻药。

这些女性的痛苦是极端强烈的。许多人写了长信以请求帮助。三分之二（68%）的人的抑郁和焦虑达到了具有临床意义的水平。大多数人表示出惊讶和宽慰，因为她们了解到自己不是唯一有问题的人。

超过一半的女性认为她们需要专业的帮助，但只有2.5%的女性接受了任意形式的治疗。在那些想要得到帮助的人中，只有不到一半（43%）的人曾向健康专业人士提过这个问题。

这项研究结果强烈表明神经性贪食是一个严重的、很大程度上未被发现的问题。

来源：Fairburn C. G., & Cooper P. J. (1982). Self-induced vomiting and bulimia nervosa: an undetected problem. British Medical Journal, 284, 1153–1155.

几乎同时，克里格·约翰逊（Craig Johnson）在芝加哥发表了各种关于神经性贪食的热门文章后，也收到了大量的读者反馈。他和同事们还发出了一些调查问卷，通过这种方式确定了361位患有神经性贪食（当时在美国称为"贪食症"）的妇女。这些病例与通过《时尚》杂志确定的病例非常相似（表1）。

表1 两个神经性贪食早期调研样本的对比

	英国样本	美国样本
年龄（岁）	23.8	23.7
婚姻状况		
已婚（%）	20.7	18.4
暴食 [a]		
起始年龄（岁）	18.4	18.1
持续年限（年）	5.2	5.4
频率：至少每日（%）	27.2	50.0
催吐		
频率：至少每日（%）	56.1	45.7
滥用泻药		
经常滥用（%）	18.8	33.0
体重 [a]		
正常体重	83.2	61.6
曾经超重（%）	45.2	50.1
月经紊乱（%）	46.6	50.7

资料来源：英国样本来自 Fairburn C. G. & Cooper P. J. (1982). Self-induced vomiting and bulimia nervosa: an undetected problem. British Medical Journal, 284, 1153–1155. 美国样本来自 Johnson C. L., Stuckey M. K., Lewis L. D., & Schwartz D. M.(1983). A survey of 509 cases of self-reported bulimia. In P. L. Darby, P. E. Garfinkel,D. M. Garner, & D. V. Coscina (Eds.),Anorexia nervosa: recent developments in research. New York: Alan Liss.

注：[a] 两项研究使用的定义不同。

其他诊所也遇到了这种"新"进食障碍病例。这种病例几乎同时在北美地区、英国、澳大利亚和新西兰出现。

关于神经性贪食的起源，人们知之甚少。在发现这种疾病之前，它可能是数年、数十年甚至几个世纪未被发现的痛苦来源。事实上，我在爱丁堡的患者和那些回应《时尚》杂志布告的人的经历表明，这种疾病未被发现至少已有一段时间了。这就是说，与20世纪中期的神经性厌食患者相比，被记载的暴食和清除的病例要少得多。但总的来说，在神经性贪食被认识之前，这种疾病已经在年轻女性中流行几个世纪的可能性似乎不大。然而，为什么在20世纪70年代它出现了暴发？这一现象仍然没有答案。一些针对神经性贪食的病因所进行的研究提供了一些线索（参见第6章）。

发现疾病

经过《时尚》杂志的调研被识别出的患者中，只有2.5%的人接受了治疗，这个事实可能会让你非常惊讶。今天，虽然更多的人会选择寻求帮助，但通常也存在着严重的滞后性。为什么会这样？原因有很多。

1. 正如我们已经讨论过的那样，暴食伴随着羞耻感和内疚感。寻求治疗，患者就要冒被别人发现自己存在进食问题，以及多年来用谎言和行为来隐匿其症状的风险。
2. 男性可能会特别难以承认自己有暴食，因为人们普遍认为这些问题仅限于女性。
3. 有些人觉得他们不配得到帮助。
4. 有些人认为自己的进食问题不够严重，不必治疗。
5. 有些人希望问题能够自行缓解。
6. 还有些人不希望治疗，因为他们从暴食中获得了一些好处。例如，暴食可以帮助他们应对强烈的情绪（参见第6章），或者暴食可以作为他们在生活中某些方面表现不佳的借口（例如职业生涯、人际关系）。
7. 经济压力，患者可能没有足够的经济资源或保险来支付治疗费用。令人震惊的是，一些保险公司的报销范围并没有涵盖非典型性进食障碍。

8. 难以告诉医疗人员。以往的健康问题（例如月经不规律，参见第 6 章）可能是
　　进食问题的结果，但因为患者不说，医疗人员被蒙在鼓里。

只有一小部分暴食者得到专业帮助的事实令人难过，因为暴食是存在有效治疗方
法的。本书第二部分的自助方案就是其中之一。

社区研究结果

自 1980 年以来，已有大量关于暴食问题的患病率的研究。大多数人都把重点放
在年龄位于 14~40 岁的白种女性身上，因为她们被认为风险最大。但是，越来越多的
研究涉及了男性、更宽的年龄区间和不同的种族群体。

通常，确定受试者是否有暴食问题依赖于一个简单的调查问卷，但这类问卷往往
会产生夸大的估计值。更可靠的手段是临床访谈。有趣的是，这些研究已经得出了相
对一致的结果。它表明神经性贪食影响 1%~2% 的年轻成年女性，而暴食障碍影响
2%~3% 的成年人，男女均有，年龄范围更广。因为暴食会影响生活质量（参见第 4
章）和躯体健康（参见第 5 章），这些数字值得引起注意。

还有一些关于儿童的研究。这些研究发现儿童，尤其是超重的儿童，会发生暴食。
在一个包含 112 名超重儿童的研究样本中，超过 5% 的儿童符合暴食障碍的标准。

关于其他社会群体的研究

除白种人以外，对其他种族群体的研究很少。令人遗憾的是，有证据表明亚裔
美国人和西班牙裔美国人也容易发生暴食问题，事实上，一些研究表明他们可能更
易感。

中低收入国家也被忽视了。这主要是因为进食障碍倾向于被视为"西方文化束缚综合征"。这种观点现在已经过时，因为越来越多的证据表明它遍布全球。例如，神经性贪食和神经性厌食已经确定发生在高收入和低收入的亚洲国家，包括日本、中国、印度和马来西亚。在阿拉伯世界，进食障碍也成为公共卫生问题。

第 4 章　心理和社会因素

有时暴食仅仅是暴食。即使反复发生，它也只是个孤立的行为，与其他问题无关。但更常见的情况是，暴食可能与其他问题有关。你阅读本书的原因，可能正是那些问题，而不是暴食行为。这些问题与暴食之间的关系很复杂，常常形成恶性循环，这个循环会自我维持，且难以打破。

本章和下一章将描述与暴食有关的问题，并探讨它们对暴食可能产生的影响。本章集中讨论心理和社会问题，生理问题将在第 5 章介绍。

节食

一般来说，有暴食行为的人中，除暴食障碍患者外，很多人会有相当程度的节食，或至少想要节食。持续节食，加上不时打断节食的暴食发作，是神经性贪食和暴食清除型神经性厌食患者的进食模式。有些患者在暴食之外的时间会吃得很少，或者几乎不吃东西。暴食障碍患者的进食模式是不同的，一般情况下他们是在过量进食的基础上又叠加了暴食。暴食障碍患者有时也会节食，他们往往会成功节食一段时间，例如可长达几个月，然后切换进入过量进食加暴食的阶段。因此，暴食障碍患者的体重可能会在月与月之间、年与年之间有显著的变化。

患有神经性贪食的人常常误以为他们的节食只是对之前暴食的反应。当然，暴食的发生无疑会促使人节食，尤其是那些高度关注体形和体重的人。但是，节食在引发暴食方面也起着重要作用，例如，暴食更可能发生在节食期间。在图7中可以看出，节食既能引发暴食，同时又是暴食之后的反应。这两个过程都强有力，在它们的共同作用下，暴食经年累月地维持下去。因此，要解决暴食问题，不仅要关注暴食，也要关注任何相关的节食问题。

节食在诱导暴食方面起着重要作用。

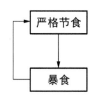

图7 严格节食和暴食间的恶性循环。

3种节食方式

一般来说，人们通过3种方式节食。暴食者，尤其是神经性厌食和神经性贪食患者往往3种方法都用。

延迟进食：有些人在2次暴食间几乎不吃任何东西。事实上，他们可能很多天都不吃东西（禁食）。更常见的模式是，他们经常白天尽可能长时间地不进食，直到晚上才进食。大约四分之一的神经性贪食患者会这样做，在暴食障碍患者中则不那么普遍（大约二十分之一）。在一般人群中，只有百分之一的人在白天不吃东西。

限制总进食量：这通常指的是将食物的摄入量限制在某一热量值以下。对于许多神经性贪食患者来说，热量值的限定是每天1 000或1 200千卡，远低于正常的日常身体运作所需的量。有些人设定了更极端、不恰当的热量限制，例如每天800千卡甚至600千卡。

回避某些类型的食物：暴食的人可能会避免进食某些特定类型的食物，因为他们认为这些食物会导致发胖，或者过去他们曾因进食这种食物引发了暴食。他们经常将这些食物形容为"禁忌的""不好的"或"危险的"。研究表明，一般人群中有五分之一的女性以这种方式节食。相比之下，四分之三的神经性贪食患者会这样做，一半的暴食障碍患者也会采用这样的节食模式。

"禁忌的"食物范围差别很大。对于极端节食者，除了作为"减肥食品"制造和销售的食品外，很少有他们可以自由食用的食物。图8显示了某位神经性贪食患者的"避免食用的食物清单"。

全脂牛奶	薄煎饼	其他意大利面食
黄油	冰激凌	比萨饼
奶酪	奶昔	炸鸡
面包	棒棒糖	炸薯条
百吉圈	碳酸饮料	意式帕马森烤鸡
松饼	薯片	猪肋排
麦片	玉米片	烤肉饼
饼干	沙拉酱	热狗
蛋糕	蛋黄酱	汉堡
甜甜圈	通心粉沙拉	中餐
花生酱	意大利面	

图8 某位神经性贪食患者的"回避食物清单"。

对于那些严格限制进食的人来说，他们经常用以下理由来为节食行为辩解：描述自己的做法是"健康饮食"，他们是素食主义者或者对某种食物过敏。无论怎样描述节食行为，以减轻体重或改变体形为目的（至少是部分目的）的进食限制都应被视为节食。

节食的影响

食物占据着我清醒时的每一刻，甚至连做梦也与食物有关。

节食对生理和心理都有影响，生理影响将在第5章讨论。重要的心理影响之一是节食者会被食物和进食的想法过度占据，可能会产生一种剥夺感。一些节食者发现自己完全被"试图避免食物"这一主题占据着，除了食物和进食以外，不能思考任何事情。他们发现自己很难从事需要集中注意力的活动，甚至不太需要集中注意力的活动，例如看电视，他们也可能做不了。无论他们在做什么，关于食物和进食的想法都会侵入他们的大脑，甚至占据他们的梦境。如果你有节食的朋友或亲戚，你可能会觉察到他们会不断谈论食物和进食。从表 2 中的数据可见，这种先占观念在社区女性中少见，但是多达四分之一的存在暴食问题的患者会受到中至重度的影响。

表 2 有暴食问题的女性和普通女性关于食物和进食的先占观念

	社区女性（%）	暴食障碍女性患者（%）	神经性贪食女性患者（%）
很少或没有	95	57	49
轻度	3	18	23
中度	2	21	13
重度	0	4	15

严格节食 vs 普通节食

前文描述的 3 种节食形式都是**极端**的，也就是说，它限制了人们吃多少、吃什么和什么时候吃。一些暴食者，特别是那些神经性贪食患者的节食往往是**严格**的。他们不是给自己设定一个大体的目标，而是有一个非常具体的目标，如果他们没有实现这一目标，他们就会觉得自己失败了。大多数普通节食者可能希望将摄入的热量保持在每天 1 500 千卡以下，如果做到的日子比没做到的多，他们就满意了。相比之下，严格节食者认为他们**必须**达到某个目标，并且如果他们吃得比"规定"的多，他们就"失败"了。

当节食既极端又严格，有着高度特定的规则，需要相当程度的限制时，就很可能出现反复的"失败"。"失败"令人沮丧。但更糟糕的是，这样的"失败"会导致暴食，因为对于严格限制进食的节食者来说，当规则被打破时，他们倾向于放弃节食，至少是暂时放弃。这反映了他们的思维方式，也是许多暴食者的特点，即所谓的"全或无"或"二分"思维。有这种思维方式的人会看到极端或非黑即白的方面。例如，他们认为自己是成功

> 严格节食者打破节食规定后，倾向于暂时"放弃"节食并暴食。

的或失败的，他们认为食物是好的或坏的，等等。因此，以多重严格规则为特征的节食，加上全或无的思维模式，两者相互促进导致了暴食和节食的循环。

其他控制体形和体重的方法

节食是有暴食问题的人最常用的控制体重的方法。此外，一些人还会采用更极端的措施，包括诱导催吐和服用泻药、利尿剂。这些行为在神经性贪食、神经性厌食以及许多非典型性进食障碍患者中很常见，但根据定义（如第2章所述），它们不存在于暴食障碍患者中。这些行为通常被称为"清除行为"。

催吐

有一天，我吃了很多东西之后就开始催吐。我发现这似乎是一种不需要通过节食就可以保持身材的好方法。我可以尽可能多地进食，之后把食物吐掉。这似乎比所有的节食方式都容易。

我会一直吃，直到再也吃不进去。然后我用手指抠（喉咙）来催吐。在接下来的半个小时内，通过一边喝水一边催吐，我清除了胃里所有的食物。然后我感到失望、沮丧、孤独、极度害怕，因为我再次感到失控。我感到身体很不舒服：精疲力竭、眼睛浮肿、头晕、虚弱、喉咙疼。我还很害怕，因为我知道这很危险。在反复催吐直到吐出血来之后，我试着停下来。但是我依旧暴食，并且恐惧的力量是如此之大，以至于我又开始催吐。

很少有人知道，5%~10%的年轻女性承认自己有催吐的经历，2%的年轻女性每周催吐1次或多次。催吐有时会在诸如大学宿舍等地方流行。催吐在神经性贪食患者中尤为常见，高达一半的神经性厌食患者也常发生。虽然他们中的大多数人是为了清除吃过的食物而催吐，以限制身体吸收热量，但是随着时间的推移，他们可能发展出维持催吐的其他动机，例如有些人发现催吐能释放紧张情绪。

如第2章中的定义，催吐不一定是进食障碍的证据。关键在于催吐和其他进食相关问题是否会干扰身体健康或生活质量。一个尤为重要的问题是这个人是否能控制催吐行为。如果有人选择偶尔催吐，尽管可能是非主流的，但这种行为不能作为他患有进食障碍的证据。但如果催吐频繁或难以抵制，几乎可以肯定这是一个严重的进食问题。

> 当我开始感到难受时，我会停止进食。那时，我有一种强烈的渴望，就是要清除吃过的所有食物。我把手指伸到喉咙，一次又一次地催吐，直到觉得完全吐干净了。这让我感到如释重负，但同时这也让我感觉精疲力竭。

通常情况下，催吐是通过将物体插到喉咙后部引起呕吐反射来实现的。然而，过了一段时间后，有些人可以通过弯腰或者按压他们的胃来随意催吐。也有一些人无论怎么努力也吐不出来。

大多数人是在吃了大量食物后催吐的，但有些人是吃任何东西都会吐，只要他们认为吃的食物可能导致发胖。有些人在吃完之后只要催吐一次，就足以帮助他们缓解对吃进去的食物的焦虑；有些人则一次又一次地催吐，直到他们无法再吐出任何东西。催吐的过程可能需要1个小时或更长时间，并且可能会使他们在生理上耗竭。少数人在催吐的过程中会使用"清洗法"：他们喝一些东西，之后催吐，再喝，再吐，不断重复这一过程，直到吐出来的液体中没有任何食物。只有这么做，他们才会相信自己已经尽可能地挽救了自己的体重。但是，这种做法对身体有威胁，因为它可能造成电解质紊乱（参见第5章，第63页）。

认为催吐是清除食物的有效手段，这个信念是错误的。尽管这种方式能够清除部分食物，但是研究表明，它只清除了大约一半的热量。例如，研究发现，志愿者平均一次暴食2 141千卡的热量食物，但他们的催吐物仅含979千卡热量。因此，以催吐的方式来减肥相对无效，这也解释了为什么大多数神经性贪食患者的体重是正常的。他们靠每次暴食后清除不掉的那50%热量活着，而1次暴食平均摄入的热量是1 000~2 000千卡（参见第10页）。

> 催吐仅能清除一半摄入的热量。

有些人声称自己知道催吐是否清除了他们吃过的几乎所有食物。这是因为在每次暴食开始时，他们会吃"标记"食物（例如西红柿），并且通过反复催吐直到这种食物（即番茄皮）再次出现。这种行为所基于的（地形学）假设是错误的。他们认为食物是分层沉积在胃中的，实际上，胃内的食物会被搅动，因此"标记"食物的再现并不表示清除了吃掉的所有食物。

我开始时是把催吐当成一种既可以吃到喜欢的食物，又不需要有负罪感并且不会使体重增加的好方法。催吐如此简单，我相当窃喜。直到后来我才意识到它已成了一个什么样的问题。

在过去的8年里，我一再对自己说："这将是我最后一次催吐。"起初我并没有那么困扰。我以为只要我想，就可以控制它。但很快我就发现，是它控制了我。现在，停止催吐似乎完全超出了我的控制能力。

如果从长远的角度来看，催吐作为控制体重的手段就更没什么吸引力了。催吐的人经常描述他们在第1次催吐时感到快乐。这是因为他们不用努力控制自己的进食冲动，而是可以既吃东西又保证体重不会增加。但是他们付出了沉重的代价，因为催吐会鼓励过量进食。这是两种机制互相作用的结果。首先，人们认为通过催吐，他们能避免吸收吃过的大部分东西，这会削弱他们抵制进食的努力，从而更容易暴食；其次，他们暴食的分量可能会变得更大。另外他们也发现，如果胃里的东西较多，会让他们更容易吐得出来。这样，恶性循环就建立起来了：催吐既是对暴食的反应，也是一种鼓励暴食的行为（图9）。实际上，催吐可能是维持暴食的主要因素之一。因为事实是很多会催吐的人在知道自己没有机会吐时能抵制暴食冲动；反之，当有催吐机会时，暴食是不可控的。

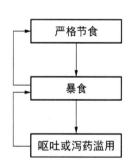

图9 连接严格节食、暴食、催吐之间的恶性循环。

另一个要强调的要点是，催吐显然会对躯体产生有害的影响。这些将在第5章中进行描述。表3总结了关于催吐的关键问题。

表 3 催吐的关键问题

1. 催吐是相对无效的：在典型暴食中，催吐仅能清除所摄入热量的一半
2. 催吐诱发过量的进食：患者会更容易暴食且暴食量更大
3. 催吐会维持暴食
4. 催吐对身体有伤害

滥用泻药和利尿剂

> 我开始服用泻药是因为我吃得太多，我害怕自己会很快发胖。我想如果服用泻药，所有的食物都会被直接清除。
>
> 我在杂志上读到人们使用泻药作为一种清除方式。我试过催吐，但是我做不到。所以我出去买了一些泻药，并在每次暴食后一口气吞下10片。我深知，泻药不能帮助我减少暴食，但是它能让我感到身体里是空的，是干净的。

使用泻药或利尿剂（水丸）来控制体重不如催吐常见。大约三分之一的神经性贪食患者使用泻药，约10%的患者采用利尿剂（表4）。两者可以单独发生或与催吐共同存在。根据定义，这3种行为在神经性厌食和一些非典型性进食障碍患者中也存在，但在暴食障碍患者中并不常见。

有暴食问题的人滥用泻药的方式有2种。一种是为了抵消暴食发作，这种情况下

表 4 神经性贪食患者除节食外的控制体重的常用方法

	社区样本（%）	临床样本（%）
催吐	54	76
滥用泻药	35	38
催吐和泻药并用	19	23
滥用利尿剂	10	12

滥用泻药的行为性质与催吐更接近，他们可能会在暴食后服用大量的泻药。另一种是规律服用，服用的剂量就比较小，与暴食的特定行为无关，性质与节食更接近。利尿剂的使用方式通常是后一种。

泻药对热量吸收的影响甚小，因为大部分食物在肠道的近端被吸收，而泻药是作用于肠道远端的。利尿剂对热量吸收没有影响，它们只是让身体脱水。然而，还是有人认为使用这些药物是有用的，主要是因为它们造成了体重下降。但体重下降只是暂时的，是由于腹泻或尿液过多导致的体液丢失（第5章会讨论水合作用及其与体重相关的重要性）。此外，有些人会觉得泻药会让他们感到清除了所吃掉的食物，清空了自己的肠胃。这种情况下，泻药和催吐一样，鼓励了进一步暴食。许多人还表示喜欢服用泻药后腹部空空的感觉，有些人还特别重视使用泻药后暂时呈现的腹部扁平的样子。有少数人还会期待泻药给身体造成痛苦，他们会将腹部的痉挛、绞痛和相关的腹泻视作对自己暴食的惩罚。

第5章描述了泻药和利尿剂滥用的生理影响。

减肥药

减肥药通常是食欲抑制剂，它也被一些进食障碍患者滥用。尽管事实上这些药物对体重的影响并不大。

过度运动

一些暴食的人会进行大量的运动，主要是为了改变体形和体重。运动通常不成问题，除非这影响到了他们的生活。如果它开始优先于其他重要的活动，如吃饭、睡觉或社交，就该给予更多的关注了。

某些人会发展为强迫运动，其特征是难以抵制运动的冲动，即使他们付出的代价远远超过他们的收获。这种现象常见于神经性厌食。这些人可能会出现过劳损现象。

另一种与运动相关的现象是"欠债"。他们必须事先消耗掉必要数量的热量，否则不会进食。在这一现象中，吃饭和运动被联系起来。这一现象常与过度运动共存。

虽然不常见，但它可以在除暴食障碍之外的所有进食障碍类型中出现。

在疾病谱的另一端，肥胖者，包括患有暴食障碍的，往往以运动量太少为特征，这也促成了他们的肥胖以及相关的健康风险。

控制液体摄入量

暴食者以控制液体摄入量作为控制进食或体重的手段并不少见。具体行为如下。

- 饮用大量液体以抑制食欲并产生饱腹感。
- 饮用大量液体以促进催吐。
- 暴食后"冲洗"，即反复饮水然后催吐，直至水里不再带有任何食物。
- 尽量减少液体摄入量，以致脱水（然后减轻体重）。

所有这些行为都会影响身体的水合作用和电解质水平（我们将在第5章，第63页中讨论）。

低体重对生理和心理的不良影响

一些有暴食问题的人明显是低体重的，即便他们并不这么认为。BMI数值在18.5或以下的任何人在医学上都被视为体重不足（参见第2章，第20页），并因此存在可能涉及生理、心理和社会不良影响的风险。一旦BMI数值跌至17.5及以下，这些影响会显著增加。

有关低体重所致后果的认识源于多个方面，包括有关饥荒的影响的研究和对志愿者进行的实验室研究。在实验室研究里，志愿者长期坚持限制进食，其中最著名的是明尼苏达半饥饿研究（专栏5）。这些研究有一致的发现。如果你处于低体重水平，并患有进食障碍，你将体验到与实验结果相同的影响。这些影响部分源自低体重，而另一部分则直接来自进食不足。通过将体重增加到健康水平并且好好吃饭，几乎所有的影响都得到了逆转。

专栏 5　明尼苏达半饥饿研究

　　明尼苏达大学的安塞尔·基斯（Ancel Keys）在20世纪40年代开展了一项关于低体重影响的开创性研究。这项研究减少了36名拒服兵役的男性的食物摄入量，直到他们的体重下降到之前体重的75%并对他们进行了观察和评估。研究的选择标准是严格的，只有身心健康的志愿者才被允许参加。人们注意到，尽管曾经身心健康，但在饥饿期间，曾经合群的男人变得内向；他们对社交和其他活动失去了兴趣；他们的激惹性增高了很多，经常相互挑起争斗。男人们开始把生活聚焦在食物和进食上，而忽视了任何其他事情。这种状态非常类似神经性厌食。

资料来源：Keys A., Brozek J., Henschel A., Mickelsen O., & Taylor H. L. (1950). The biology of human starvation (2 vols.). Minneapolis: University of Minnesota Press.

心理效应

　　认知：低体重和摄入不足都会影响大脑，因此在低体重或摄入不足的情况下，认知受损不足为奇。大脑变得难以灵活地切换思考的主题，决策也受到影响，这往往会导致拖延。

　　专注力的损害几乎一定会发生，虽然有些人没有意识到这一点，因为他们强迫自己聚焦于正在做的事情。关于食物和进食的闯入性思维的出现会加重专注力的损害。

　　持续思考食物和进食是有继发效应的。它令一些人对烹饪特别感兴趣，他们会选择性地阅读食谱和看电视烹饪节目。他们也可能自己下厨，甚至可能从事有关食物和饮食的职业。这种对食物和进食的关注导致的结果是他们对其他事物变得不那么有兴趣了。例如，他们可能会放弃先前的兴趣和爱好。

　　情绪：低体重会影响情绪，通常情绪会低迷，很多人很容易被激怒。

　　行为：行为也会有非常一致的变化。最显著的行为变化之一是"强迫性"。强迫性是指一个人在日常生活中不灵活和僵化的倾向，行为常常难以表现出自然而然的特点，进食时的强迫性尤其引人注目，这会使进食成为必须单独进行的迷你"仪式"。有些人吃得很慢，每口都要咀嚼一定的次数；另一些人以仪式化的方式进食，例如总是用某个固定的盘子吃东西或者将食物切成小块。囤积是强迫性的另一个标志，尽管不是每个人都会表现出来。囤积物可以是食物或其他东西。通常人们无法解释他们为什么要去囤积。

社会功能的影响

　　低体重会对社会功能产生深远的影响。低体重的人趋向于变得内向和专注自我。他们对常规性和可预测性的强烈需求以及缺乏自发性的特点会加重他们的内向和专注自我，因此他们时常回避社交场合，并习惯于这种生活方式。

　　这些心理和社会特征往往被误认为人的个性，而实际上他们的真实性格是被低体重对大脑的影响所掩盖了。

对体形和体重的关注

　　我的自信和自我价值感深深扎根在我的身体必须有吸引力这个想法上，即体形要瘦。当我体重增加，哪怕只增加1磅时，我都会担心自己失去吸引力，会认为我的未来是黯淡和孤独的。这种想法使我感到绝望，所以我强迫自己尽量少吃。

　　大部分暴食者极度关注自己的体形和体重。的确，他们的担忧往往非常强烈，以至完全主宰了他们的生活，没有什么比体形和体重更重要的了。这种"过度关注"是大部分进食障碍患者的特征，实际上，许多专家认为它是"核心"特征，因为其他一切似乎都源于此。这种过度关注在神经性贪食、神经性厌食以及许多非典型性进食障碍患者中非常突出（参见第2章），而在暴食障碍患者中不那么突出。暴食障碍患者对体重和体形的担心与上述几类患者的性质不同。暴食障碍患者是对自己的体重和体形不满，这种说法似乎更贴切。鉴于暴食障碍患者的体重往往过高，他们的这种感受更容易被理解。然而，这可能仍是个问题。例如，某些暴食障碍患者会竭尽全力地阻止别人看到他们的身体，他们自己也可能会避免去看，有些人甚至非常厌恶自己的外表。

　　该怎么理解对体形和体重的过度关注？想一想你是如何评价自己的。大多数人会根据他们在生活中的多方面表现（例如人际关系、工作表现、运动成绩等）来综合评价自己；而大多数进食障碍患者主要（甚至完全）根据自己的体形、体重以及自己控制它们的能力来评估其自我价值。这可以用饼图的形式表示，饼图中每个切块代表生活中被认为有价值的一个部分，切块越大，该部分对个体而言越重要。图10和图11分别是没有进食问题的年轻女性和对体形及体重过度关注的人的饼图。

　　对于神经性贪食、神经性厌食以及一些非典型性进食障碍的患者来说，对体重和体形的过度关注对于我们理解他们的疾病是至关重要的。对体重和体形的过度关注是疾病维持的核心。它是驱动所有问题的"引擎"。它解释了严格的节食（以及衍生出的暴食）、催吐、滥用泻药和利尿剂以及过度运动等行为。它还解释了我们即将讨论

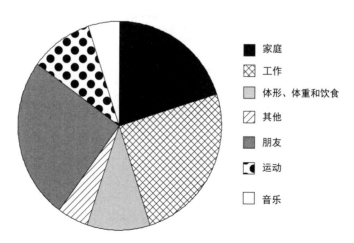

家庭
工作
体形、体重和饮食
其他
朋友
运动
音乐

图10　没有进食问题的年轻女性的饼图。

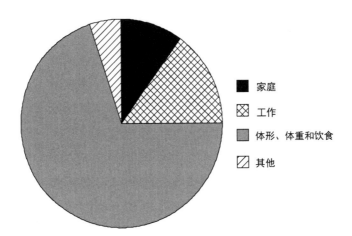

图11　某位有进食问题的年轻女性的饼图。

的一系列其他现象。显然，暴食倾向对这种过度关注也起到了维持的作用，进而形成
了一个恶性循环（图12）。因此，降低关注的强度是治疗的主要目标。本书第二部分
提供了治疗的纲要。

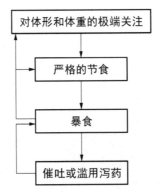

图12　对体形和体重关注的核心作用。

反复称重和避免称重

　　我对自己的体重有种强迫性。我会一遍又一遍地称体重，有时一天最多会
称15次。而在其他时候，我又会厌恶自己的身体，以至于连续几周或几个月都
不称体重。

对体重和体形过度关注的最直接的"表达"就是对身体的反复检查。这可能涉及反复称重、反复检查体形或两者兼有。

许多有暴食问题的人会频繁地称体重，有时一天会称多次。超过1/4的神经性贪食患者每天至少称重1次，而社区普通女性中只有1/20的人会这么做（图13）。反复称重让人关注每天的体重变化，而通常这种体重变化是可以忽略不计的。关注的结果是无论体重秤上的数字是多少，都会引导他们继续限制进食：数字上升或者没有变化提示他们应更加严格地节食；数字下降则他们的节食行为被强化。无论体重的数值是多少，他们都会得出结论：要继续节食。这也是导致暴食维持的一个方面。他们没有意识到的是，日常的体重变化并不代表体脂含量的变化。如第5章（第55页）所述，这更可能是身体含水量变化的结果。

> 短期的体重变化并不代表体脂含量的变化。

另有一部分暴食者会主动避免知晓自己的体重，同时依旧高度关注体重。通常他们都曾经频繁称重，在感到厌倦后切换到避免称重的状态。然而，避免称重和频繁称重一样都是有问题的，因为它会导致恐惧，并假定体重仍然是不成问题的。

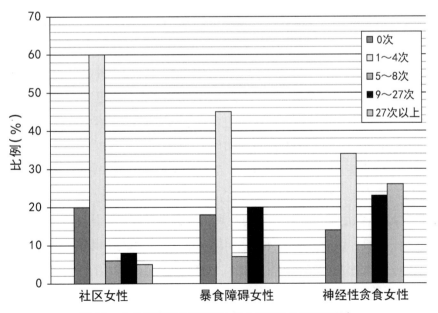

图13　女性自我称重的频率（每28天中的称重次数）。

体形检查

> 我在很多方面都很自信，然而我却厌恶我的身体，无法忍受看到它。我觉得自己全身臃肿、体形硕大、赘肉横生。这感觉驱使我暴食。我的男朋友很爱我，但为什么我不喜欢自己？

> 醒来的第一时间，我就会去摸自己的臀部和肚子，检查上面是否覆盖着一层脂肪。

体形检查是身体检查的另一种形式。当然，每个人都会在一定程度上检查自己的身体，但是许多有暴食问题的人会反复检查他们的身体，并且检查方式非常特殊。他们可能对着镜子审视自己，测量自己的身形，甚至在不穿衣服的状态下反复拍摄自己身体的照片。此外，他们可能会评估衣物或配饰（例如手表或戒指）等固定尺寸物品的松紧度；当他们坐下来时，他们会低头评估自己腹部的膨隆程度或大腿间隙张开的程度。如果是男性，他可能会关注身材和肌肉发达（或不发达）的程度，并专注于检查它。这种对体形的检查可能变成"第二天性"或"习性"，以至于你并不总能觉察到自己在这样做。例如，在洗澡时，很多人会不经意地通过触摸骨骼和捏捏自己来进行体形检查。

镜子可能成为一个特殊的问题。在镜子中审视自己是一种特殊的体形检查形式，这有可能提供高度可信却又会误导人的信息。我们都相信自己在镜子里看到的东西，但是通过镜子评估自己远比我们意识到的要复杂得多。为了阐明这一点，让我们来想想在全身镜中观察自己时，图像的尺寸如何？你在镜子里看到的自己是否与你的真实身高相同？如果不是，它的高度是多少？那么图像的宽度呢？要想找到答案，请让一位朋友在镜子表面标记你所看到的镜像的顶部和底部（你要站得离镜子足够远，把头和脚都照进去），然后测量它们之间的距离。你会发现镜子里的图像尺寸大约是真实尺寸的一半，这是你以前可能没有注意到的。这么多年来你都没有意识到自己在镜子里看到的是一个缩小版的自己，这个事实也许可以说服你相信，在你照镜子的时候，"在幕后"还上演着大量心理加工过程。

关于体形检查，有3点十分重要。第一，这通常包含了对自己不喜欢的部分的审视，这与对身体的长期不满有关。第二，在检查的时候，你的发现在很大程度上取决于你看待自身的方式。当人们从细节上审视时，通常被忽视的缺点也会凸显出来，而缺点一旦被注意就很难被忘记。即使是十分有吸引力的人，如果审视自己，他们也会找到瑕疵。第三，审视容易把缺点放大，比如害怕蜘蛛的人往往倾向于把蜘蛛看得比实际更大。这是因为当他们看向蜘蛛时，会被蜘蛛及其令人不快的特征吸引，而注意不到周围的环境。结果就是他们在缺乏尺寸参考的情况下接收了蜘蛛的细节信息。相同的现象也发生在审视镜子中的自己时，因为审视身体的某个部位就倾向于去夸大它。实际上是你自己创造了它。

> 当你去寻找肥胖，你就能找到它。

作比较

作比较是体形检查的另一种特殊的形式。一些有暴食行为的人经常会这样做，并得出一个结论：同他人相比我不够有吸引力。这是因为他们在批判性地审视自己的同时仅从外表对他人进行评价。此外，他们倾向于同苗条、好看的人作比较，而忽视不那么苗条和有吸引力的人。

有进食障碍的人也经常会将自己与杂志或者网络上的照片进行比较，并且不会去考虑这些照片往往是经过处理的。正如我们在本书第二部分讨论的，在这一点上保持明智是非常重要的。

身体回避

我无法用语言来表达我对自己的身体是多么的厌恶。我连看它一眼都不能忍受。我家里没有镜子，我冲淋浴而不用浴缸，就是为了能不去看我自己。我已经3年多没有买过新衣服了。

我甚至不能在有灯光的环境下淋浴，不然我就会看到自己有多胖了。

身体回避是身体检查的反面，指个体避免看到或者意识到自己的身体，也包括避免他人看到自己的身体。这源于在视觉或者感觉上对自己身体的强烈厌恶。有身体回避的人通常是曾经沉浸于身体检查的人，当这种检查带来太多的困扰时他们就转向了回避。

身体回避有很多种表现方式，包括不看镜子、不穿紧身的衣服、遮住肚子（用胳膊等）、不看照片等。这很有问题也使人很痛苦，毫无疑问，这同时还会让个人对于体形的关注一直延续下去。

在极端的情况下，对身体的厌恶会严重影响日常生活。最轻的情况是，这会影响着装的选择，不能去游泳或在公共更衣室换衣服。更严重的情况是，由于不喜欢自己被触摸或者被看到，他们可能不能拥有性生活或者任何身体上的亲密接触。告诉这些人"你看上去还不错"很少能起到作用，因为他们大多毫不在意他人的评价，或者他们会将评价进行负面解读。

有时身体检查和身体回避会并存，当这种情况发生时，人们可能会检查自己的某些部分，而避开其他部分，或者从检查切换到回避，然后再切换回来。

感觉胖

感觉胖是对体形和体重的关注带来的另一个产物。当然，很多女性和某些男性都会感觉胖，但在有进食问题的人群中，其强度和频率要高得多。这是一个很重要的现象，因为它的效应可以等同于"真的胖"，当它发生时，会鼓励节食行为。

对感觉胖的了解尚不深入。事实上，关于它的文章非常少。值得注意的是，这种体验的变化幅度很大，每天均可不同，甚至在一天之内都会有剧烈波动。这与对体形和体重的过度关注完全不同，后者跟某个人的实际体形和体重一样，往往是稳定的。

感觉胖通常是对不愉快的情绪和躯体感受贴错标签的结果，包括沮丧、孤独或不被爱的感受，以及腹胀、经前期或宿醉的感受。贴错标签发生的原因尚不清楚，可能是长期且深刻的对体形的先占观念的结果。

> 感觉胖通常是对不愉快的情绪和躯体感受贴错标签的结果。

当感觉胖频繁发生、强烈或造成困扰，应在治疗中加以处理。这也是本书第二部分的自助方案的内容之一。

其他心理和社交问题

进食问题占据了我的生活。情绪的剧烈波动破坏了我的友谊。我不再跟父母说话，因为他们从来都不懂我所经历的一切，尽管我们曾经很亲密。我缺乏自信，我变得非常沮丧和焦虑。我无法见人。

进食成了我生活的中心。我再也无法专注工作，效率一落千丈。我的问题导致家庭纠纷，我不再喜欢和家人或朋友一起吃饭。我变得孤僻和内向，失去了所有的自信和自尊。我不想出门。我不再喜欢自己了。

我几乎做所有事情都会迟到，因为进食花了太多的时间……不仅是吃，还有买食物、拆包装、打扫卫生，等等。

你会意识到如果你有暴食问题，你的生活质量会受到影响。你可能会感到沮丧和挫败。许多人为自己缺乏意志力感到羞愧，对自己的秘密和欺骗感到内疚。他们高度自我批评。一些人变得非常绝望，甚至试图结束自己的生命。另一些人则通常以划伤皮肤的方式反复自我伤害。这可能是为了惩罚自己或缓解紧张，或者两者兼而有之。同时，易怒也很常见。

抑郁的感觉可以很严重，它通常继发于暴食问题。一旦人们重新控制了自己的进食，抑郁就会得到缓解。然而，有一小部分人会发展为真正的临床抑郁症。抑郁症的表现有：持续的情绪低落，缺乏精神动力，对死亡和垂死产生想法，莫名其妙的哭泣和社会退缩。如果你有上述表现中的一部分或全部，那么寻求专业的帮助是很重要的，因为抑郁症是很严重的，但治疗效果非常好。

暴食的人也容易焦虑，这是他们的性格特质。这在会激起他们担心的情境下尤其容易发生。例如，有些人会回避一些社交场合，尤其是那些涉及到进食的场合。这可能意味着错过挚友的婚礼或父母的寿宴，这些都会伤害到有进食问题的人以及他/她的朋友或家人。存在某种程度的身体暴露的活动和环境也常常被回避，包括游泳、聚会和海滩度假等。

过度饮酒也很常见，可表现为习惯性的过量饮酒或间歇性的狂饮。后者通常由不良事件或情绪引发，很像暴食。也有少数人滥用精神活性药物。

暴食者有两个显著的性格特质。首先是低自尊，认为自己不够好和没有价值感很常见。虽然这常常是暴食伴发的消沉或抑郁的一部分，并且随着进食问题的缓解而得到改善，但它们也可能是一种长期存在的性格特征的表现。一些人描述，这种感觉可以追溯到他们的童年。

另一个常见的性格特质是完美主义。许多暴食者会给自己设定不恰当的过高标准。他们的完美主义会影响生活的大部分领域，在他们为自己设定的进食目标上尤为明显。当然，这种特质也有积极的一面，因为完美主义者在工作和生活中他们看重的其他方面，可能表现得格外出色。关键问题是他们的标准是否现实。如果是，那就没有问题。然而，如果不是，他们将经历反复的"失败"，即使他们的表现在大多数人的标准里都已属于优秀。这样的失败是具有破坏性的，尤其是在缺乏自尊心的情况下。事实上，在那些暴食者中，尤其是那些患有神经性贪食、神经性厌食或非典型性进食障碍的人中（参见第2章，第24页），同时存在低自尊和完美主义的人并不少见，这很可能是导致问题发生、发展的原因（参见第6章）。

最糟糕的情况下，暴食问题会影响到生活的每个角落，无一幸免。这个问题占用了太多的时间和精力，患者已无心顾及其他。患者与家人和朋友的关系甚至可能变得无法维持。就像抑郁一样，一旦暴食问题缓解，大多数人际关系问题即使不能同时消除，也会显著改善。帮助人们战胜暴食问题所带来的最令人欣慰的收获之一是随着问题的消失，被问题掩盖的人逐渐显露出来，抑郁、紧张、易怒逐渐消失，人际关系得到改善，之前的兴趣又回来了。

第5章 生理因素

正如我们在第4章中所讨论的那样,暴食问题会导致多方面的损害。随着时间的推移,平凡、快乐的生活转变为悲惨的生活,暴食不仅伤害被疾病困扰的个人,还伤害到他与家人、朋友的关系。

暴食问题会影响生理健康,这可能是由暴食直接导致的,也可能是任何与之相关的体重控制行为的结果。许多生理影响是可逆的,但有些则不然。随着时间的推移,大多数问题越来越严重,因此不应忽视。但首先,我们需要强调一些关于体重的事实,因为误解比比皆是。

一些关于体重的事实

正如我们在第4章中所讨论的那样,大多数有暴食问题的人都非常关心他们的体重和体形。尽管如此,许多人对体重存在误解。以下是有关体重和体重波动的一些重要事实。

人体主要是由水构成的。 对于成年人来说,我们的体重约60%是水。如果你的体重是160磅(72千克),其中有将近100磅(43千克)是水。

我们的体重在每天甚至一天之中都是在波动的。 短期内的体重变化 [1~3磅(0.5~1.5公斤)] 主要是由于我们体内水合度的变化。人体的主要成分是水,因此即使水合作用的微小变化也会对体重产生显著的影响。参与那些需要"体重控制"的运动项目的人常利用这种现象来减重（参见专栏6）。对于催吐、滥用泻药或利尿剂的人而言，水合度会有很大波动，因此他们的体重也会有很大波动。

体重的短期变化并不反映体脂含量的变化。 如上所述，这些短期变化主要是水合作用变化的结果。在称重时记住这一点非常重要。在本书第二部分的自助方案中（第143页），有关于如何解读体重秤上数字变化的详细指南。

专题6　骑师和"体重控制"

在一些运动中，参与者需要在规定的时间内低于特定体重才被允许参加比赛。这被称为"体重控制"。

对于骑师来说，这个体重门槛通常是120磅（54千克；其中包括衣服、鞋子、头盔和马具的重量）。对于一些骑师来说，要低于特定体重的压力会促使他们在比赛当天使用不健康的体重控制措施，包括催吐、"汗蒸"和其他脱水的方法。

科图尼亚（Cotugna）及其同事对20名骑师进行了采访，发现他们在赛季时的BMI（参见第20页）介于17.0和21.4，一些人在明显低体重的BMI范围内。他们平均在比赛日（他们不得不"控制体重"的那几天）减重2.5磅，一些骑师甚至体重减轻了5磅。这种减重完全是水分流失的结果，显示了水合作用对体重的巨大影响。

资料来源：Cotugna N., Snider D.S., & Windish J. (2011). Nutrition assessment of horse racing athletes. Journal of Community Health, 36, 261–264.

关于节食和减肥的一些事实

许多有暴食问题的人也非常关注他们的饮食。有些人是食物和营养类文章的忠实读者，许多人自认为是充分了解这方面知识的。然而，我的临床经验表明，情况往往并非如此。虽然我的一些患者知识渊博，但其他许多患者多年来却抱持着从不可靠且不一致的信息渠道获得的错误观点。以下是有关节食和减肥的一些重要事实。

没有单一的健康饮食。 健康饮食是符合我们的营养需求并使身体处于最佳健康状态的饮食。由于我们的营养需求会随着年龄和生活环境而变化，所以健康饮食的构成也会变化。对于大多数成年人，特别是中年或老年人，最佳饮食是能最大限度地防止体重增加，并减少心脏病和癌症风险的饮食。但是，对处于妊娠和哺乳状态的妇女，推荐的饮食则会不同。对于有健康问题的人，如糖尿病患者，也有特定的推荐饮食。世上没有单一的健康饮食。

减肥食谱不是健康饮食。 减肥食谱是用来帮助人们减重的。它们本身并不健康，但如果你超重，它们可能会帮助你达到更健康的体重（参见附录2，第190页）。

减肥食谱旨在制造热量的不平衡，使你通过食物和饮料摄入的热量（俗称卡路里）少于供给身体活动及保持身体运作所需的热量。如果这种热量不平衡持续一段时间，体重就会减轻。

减肥食谱适合超重者或肥胖症患者。 如果你没有超重，从真正的健康角度看，你就没有理由使用减肥食谱。如果你的目标是实现过低的体重（BMI低于18.5；参见本书第二部分，第106页），那么请三思而后行。我们将讨论体重不足会对躯体健康产生的不利影响，并且它还会产生重要的心理和社会影响。

减肥食谱是时尚的产物。 今年是时尚的东西，明年可能就过时了。就好像，在20世纪60年代和70年代，碳水化合物被认为是"不好"的，要避免摄入；而20世纪80年代和90年代的观点则是可以接受碳水化合物，但对脂肪深恶痛绝；到2000年以后，碳水化合物又再次成为敌人，如此往复。如果真的存在一种始终有效的减肥方法，那么它就应该不会受时尚和潮流的影响。建议查看美国国立卫生研究院的网站，了解有关减肥和营养的常见误区（网址是：www.win.niddk.nih.gov/

publications/myths. htm）。

区分减肥和保持体重。减肥食谱不能长期使用，因为它们不符合我们的营养需求。事实上，持续长时间的节食减肥将对你造成伤害。

实际上，很少有人可以遵循减肥食谱4~5个月以上。他们接下来所做的事是关键。通常，他们会倾向于"放弃"并回归旧的饮食方式，这导致了体重反弹。而如果他们想要保持新的较低的体重，他们就需要从减肥方案转换至体重维持方案。许多减肥计划都没有提到这一点。也许这就是体重反弹如此常见的原因。

健康饮食包括吃各种各样的食物。我们也应该喝足够多的水。我们应该注意（但不是排除）的是盐、糖和两种脂肪，即饱和脂肪和反式脂肪，因为这些形式的脂肪增加了患心血管疾病的风险。饱和脂肪主要存在于红肉和乳制品中，反式脂肪则存在于硬质人造黄油、油炸食品和许多商业烘焙食品中。但并非所有脂肪都属于上述类型，不要忘了，不饱和脂肪（在鱼类、海鲜、坚果和橄榄油中发现）可以降低患心脏病的风险。

你可能会想到之前已经听过这一切，但"我如何将健康饮食指南转化为真正的食物？我应该吃什么？"直到最近，健康教育者才使用"食物金字塔"来解释健康饮食中各种食物的构成比例。后来金字塔被替换成了盘子（参见www.choosemyplate.gov），但整体信息依然大致相同。

关于应该吃多少，也有很多误解。我经常遇到认为每天应该摄入不超过1500千卡热量的人，以及认为每天应该摄入2500千卡热量的人。我不主张计算热量，因为这本身就可能成为问题，但是了解恰当的热量需求也是很重要的。表5列出了成年人在不同生活方式下的大致的热量需求。

有关营养和健康饮食的最新信息，请搜索并访问美国政府和美国国立卫生研究院的各种与营养相关的网站。如果您来自美国以外的国家，请同时查看自己国家的饮食建议。

维生素和无机盐（俗称矿物质）的最佳来源是食物。以药丸或液体补充剂形式摄

表 5　成年人每天大致的热量需求（加或减 100 千卡）

年龄（岁）	活动等级对应的每天的热量需求（千卡）		
	不活动	有一些活动	很多活动
女性			
18~50	1 900	2 100	2 400
50 以上	1 600	1 800	2 100
男性			
18~50	2 500	2 700	3 000
50 以上	2 100	2 300	2 600

取额外数量的维生素等并不是一个好主意，除非有健康专业人士建议你这样做。实际上，这样做可能会对你造成伤害（请参阅 www.ods.od.nih.gov）。

你不必为了追求完美的健康而……这条信息［引自达特茅斯大学进食障碍项目的玛西娅·赫林（Marcia Herrin）］适用于那些关注所吃食物的精确性的人。这是不必要的。健康饮食指南是纲领性的建议，需要灵活地去遵循，而不是由它来掌控你的生活。

暴食带来的生理影响

对胃的影响

当我实在太饱了，感到不能继续进食的时候，我才会停止。暴食之后，我会撑到胃疼，几乎无法动弹。我很难受，有时在特别严重的暴食后，我甚至感到连呼吸都困难和疼痛。

暴饮暴食对身体几乎没有直接的影响，但大多数暴食都让人感觉饱胀，在某些情况下，这种感觉会非常强烈和痛苦。表6提示，与暴食障碍患者相比，神经性贪食患者在暴食后更容易感觉极度饱胀。这种差异可能反映了他们进食速度的不同。

表 6　暴食者在暴食后感受到的饱胀程度

神经性贪食

　　7%：没有饱胀感

　　7%：轻度不适（饱胀感，明确的吃多了的身体感觉）

　　60%：中度不适（很饱，但没有疼痛）

　　26%：由于痛苦的严重饱胀感，生理上无法继续进食

暴食障碍

　　17%：没有饱胀感

　　32%：轻度不适（饱胀感，明确的吃多了的身体感觉）

　　47%：中度不适（很饱，但没有疼痛）

　　4%：由于痛苦的严重饱胀感，生理上无法继续进食

在吃到非常饱的时候，人有时会感觉呼吸困难。这是膨胀的胃部压迫膈肌引起的。极少数的情况下，胃壁会被拉伸至受损甚至撕裂的程度。这是严重的医学急症。如果你在暴食时出现腹痛，有必要立即停止进食。如果疼痛剧烈，请马上求救。

暴食和体重

暴食和体重之间的关系并不简单。在神经性贪食和暴食障碍患者中，暴食发作都是频繁的，但神经性贪食患者的体重通常正常，而后者的体重高于正常。为什么会这样？这可能是他们在暴食之外的进食方式所造成的结果。神经性贪食患者的饮食模式是由极度节食和间断的暴食发作构成的。相反，在暴食障碍患者中，暴食是发生在过量进食倾向的基础上。因此，大部分神经性贪食患者不超重而暴食障碍患者超重就不足为奇了。

成功治疗会给体重带来什么影响呢？在暴食障碍患者中，停止暴食对体重的影响不大。这是因为他们的高体重主要是由日常的过量饮食造成的。神经性贪食患者的体重变化也不大，但其原因有所不同。针对神经性贪食，更好的治疗是同时处理暴食和伴随的节食行为，而两种行为消除后，它们对体重的效应就相互抵消了。为了说明这一发现，我的团队在牛津进行了一项治疗研究，数据表明，从神经性贪食中完全康复的人的平均体重几乎没有变化。治疗前他们的平均体重是137磅（62千克），16个月后是134磅（61千克）。然而，这里要说明的是：这些数字反映的是平均值，即有些患者的体重减轻了，而有些患者的体重则增加了。

那神经性厌食呢？在患有神经性厌食的人中，只要暴食相对不频繁并且是"主观"的（即分量很小；参见第2章，第21页），则它对体重几乎没有影响。然而，如果暴食变得频繁，而且量增大，则会导致患者体重上升，结果其诊断可能会从神经性厌食转变为神经性贪食（再次参见第2章）。

节食带来的生理影响

节食除了具有第4章所述的心理影响外，还会产生不良的生理影响。例如，反复的减重和反弹循环（体重循环），有时也被称为"溜溜球式节食"，会改变身体构成成分和代谢，令后续的减肥变得更加困难。

节食也可能影响月经周期，因为规律的月经周期需要最低体脂含量。正因如此，几乎所有患有神经性厌食的女性都会有闭经（专栏7）。即使身体脂肪量足够，节食、不规律进食和剧烈运动都会对月经周期产生影响，其机制尚不清楚。多达一半的神经性贪食和大约四分之一的暴食障碍的女性会出现月经紊乱。

专栏7　模特可以来月经吗？

芬兰赫尔辛基的研究人员测量了1920年代以来模特的身高和其他数据。他们将女模特们当成正常女性来计算她们的体脂率。在 1950 年代之前，模特们的体脂量大多处于正常范围。此后，模特们的体脂量减少得相当多。研究人员得出的结论是，体形如同现代女模特的女性不太可能会来月经。

资料来源：Rintala, M., & Mustajoki, P. (1992). Could mannequins menstruate? *British Medical Journal,* 305, 1575–1576.

催吐带来的生理影响

正如我们在第 4 章中所讨论的，催吐在神经性贪食中很常见。它也发生在神经性厌食中，特别是有暴食症状的神经性厌食。它在非典型性进食障碍中也很常见。

毫无疑问，反复催吐有诸多负面的生理影响。这些影响最常出现在那些经常催吐并且已经持续了一段时间的人身上。如下文所述，其中一些影响可能导致严重的后果。

牙齿受损：长时间反复催吐会损害牙齿。牙釉质逐渐被腐蚀，受损最严重的是门齿的内表面。牙科填充物则不受影响，因此它们会变得相对高于牙釉质表面。牙医可以很容易地识别这种侵蚀状态，并由此推断其原因。催吐对牙齿的侵蚀是不可逆转的，但不是发展性的，换句话说，一旦催吐停止，牙齿受到的侵蚀就会停止。催吐后用水冲洗口腔的做法被认为会加速侵蚀牙齿，而不是延缓侵蚀。

唾液腺肿胀：口腔周围有产生唾液的腺体。在一些催吐的人中，这些腺体逐渐肿胀。这种肿胀是无痛的，但可能会增加唾液的分泌。腮腺（腮腺炎最常累及的腺体）肿胀通常最明显，让人的脸部看上去有点圆圆的、胖乎乎的。有腮腺肿胀的人更会觉得自己的脸"很胖"，并且可能认为自己身体的其他部分看起来是一样的。这自然增加了他们对体形和体重的关注，从而使进食问题长期存在。唾液腺肿胀是可逆的，会随着饮食习惯的改善逐渐消失。

对喉部的损害：如第4章所述，大多数人通过机械刺激引发咽反射来诱发呕吐。这可能是一个困难而漫长的过程，需要用一些力。这会导致咽后壁的浅表损伤，并可能会引起感染。因此，反复咽喉疼痛和声音嘶哑的主诉并不少见。

对食管的损害：极少数情况下，剧烈地催吐会撕裂食管壁，即从口腔通向胃部的食管撕裂。食管撕裂的风险很小，但属于医学急症。如果催吐物中含有大量的新鲜血液，请务必就医。

对手的损害：另一种机械性损伤可见于一些使用手指刺激咽反射来催吐的人中。这种损伤发生在指关节的皮肤处。最初由于关节与牙齿的摩擦而出现擦伤，最终形成瘢痕。这是一种高度特征性的症状，在医学教科书中被称为"罗素征"（Russel's sign），对其的描述最早见于杰瑞德·罗素（Gerald Russel）关于神经性贪食的经典论文中。

水、电解质紊乱：频繁催吐的生理影响可能是严重的，尤其是对试图通过反复饮水和催吐来洗胃直到吐出的东西中没有任何食物迹象的人。如前所述，反复催吐会影响水合作用（第56页）和电解质水平（钠、钾等）。最令人关注的电解质紊乱是低钾血症（低血钾），因为它会导致有潜在危险的心律失常。如果你的心跳不规律，您应该寻求医生的意见。

水、电解质紊乱的症状包括极度口渴、头晕、肢体肿胀、虚弱和嗜睡、肌肉抽搐和痉挛，甚至癫痫发作。虽然有多达一半的神经性贪食患者存在某种水、电解质异常，但大多数没有症状，只是轻微的紊乱。同样重要的是要注意，所有这些症状都可能有其他原因，它们的存在并不一定表明就是水、电解质异常。

水、电解质紊乱是可逆的，一旦催吐停止，它会迅速消失。水、电解质紊乱本身很少需要治疗，但任何治疗都应在医生的指导下进行，永远都不要尝试自己去处理。

少数人使用化学制剂催吐。例如，他们可能会喝盐水催吐。这是特别不可取的，因为它是导致电解质紊乱的另一个原因。还有人服用非处方药催吐剂（吐根）诱发催吐，这是一种危险的做法，因为它会产生多种毒性作用。

滥用泻药带来的生理影响

正如第4章所述，暴食者可能会服用泻药来控制他们的体形和体重，但这种做法不如催吐普遍。使用这些药物的主要是神经性贪食或神经性厌食者。有些人的服用剂量非常高，多达50~100粒/次。

> 泻药对热量吸收几乎没有影响。

无论服用剂量是多少，泻药对热量吸收几乎没有影响。泻药作用的地方在肠道的远端，而热量则在肠道近端被吸收。泻药产生的是水样腹泻，并由于脱水而导致体重暂时下降（回想一下，水占到我们体重的60%左右）。然而，体重减轻是短暂的，因为当我们的身体补水时，体重几乎会立即恢复。然而，神经性贪食患者却受到体重减轻的鼓舞，错误地认为这就是泻药减少了热量吸收的证据。

与催吐非常相似，滥用泻药也会产生各种水、电解质紊乱，并伴有前述的症状。催吐和滥用泻药并存的人风险更大。如果长时间、高剂量服用某些泻药会导致肠道永久性损伤。然而，通常情况下这种不良的生理影响是可逆的。

规律服用泻药者如果突然停药，会出现1周左右的液体（水）潴留。这会造成短暂的体重增加，给患者带来困扰，并可能令其重新服用泻药。此时，重要的是能够意识到体重增加是由于水潴留而不是脂肪增加，并且它会在最长1周左右的时间里消退。

滥用利尿剂带来的生理影响

有些人服用利尿剂（水丸），通常是非处方药，试图改变自己的体形和体重。这是徒劳无功的行为，因为利尿剂对热量的吸收没有影响。像泻药一样，利尿剂通过产生过量的尿液造成体液流失，对体重只产生短暂的影响。当大量摄入时，利尿剂会造成水、电解质紊乱，如前所述，这可能是很危险的。同样，这也是可逆的。与泻药一样，那些在使用一段时间利尿剂后又停止使用的人可能会出现暂时的液体潴留。

过度运动带来的生理影响

正如我们在第4章中提到的，一些有暴食问题的人大量地运动，很大程度上他们是为了干预自己的体形或体重。这通常不会产生负面的生理影响，除非它导致体重过低（见下文）或导致"过劳性损伤"。某些类型的运动（如骑马）对神经性厌食者可能格外危险，因为这些运动增加了骨折的风险。

体重过低带来的生理影响

体重过低会对生理健康产生多种影响，其程度取决于饮食剥夺的程度和形式。

大脑：过低体重者往往会忽视这样一个事实，即他们正在对大脑的结构和功能造成负面影响。先从结构说起，有关神经性厌食的研究发现，患者大脑的灰质和白质体积都显著减少。节食的影响涉及全身，大脑是其中之一。再说大脑的功能，大脑需要相当多的能量（即热量）才能正常运作，而在那些进食不足的人中，能量是供不应求的。

一旦了解进食不足产生的这些影响，就不会对神经性厌食者及体重过低者常见的认知及情绪异常感到惊讶（如我们在第4章中讨论过的那样）。但通过恢复体重，上述异常是可以逆转的。

循环系统：体重过低对心脏和循环有极大的影响。心脏肌肉量会减少，心脏因此变得虚弱。血压会下降，心率（脉搏）会减慢。发生严重的不规律心跳（即心律失常）的风险增高，特别是在伴有水、电解质紊乱的情况下。如果你的心跳不规律或异常缓慢（每分钟少于 50 次），应该寻求医生的意见。

激素：体重过低时，非必要的生理过程会停止，内分泌功能会受到严重的影响。例如，性激素水平显著下降，女性出现不孕（见本章后面部分）；性欲和性反应会下降。

骨骼：骨骼强度变差。一是因为激素的变化，二是因为骨骼必须承受的身体重量减少，三是因为节食的直接影响，结果是骨质疏松症和骨折的风险增加。

消化系统：体重过低的人可能存在持久的饥饿感，尽管这并非一成不变。他们的味觉可能受损，有些人会在食物中添加大量的调味品和香料。他们的肠蠕动变慢，可能是为了食物吸收的最大化。因此，与正常情况相比，胃中的食物需要更长的时间才能进入小肠。这也可以部分地解释为什么体重过低的人即使在相对较少地进食之后也会有强烈的饱腹感。

肌肉：肌肉的消耗导致虚弱无力。这在上楼梯或试图从坐位或蹲位站起时表现最明显。

皮肤和头发：影响多种多样。有些人身上开始有绒毛（称为胎毛）生长，特别是在脸部、腹部、背部和手臂。也可能有掉发。通常皮肤会变得干燥，还可能变成橘黄色。

温度调节：主要变化是体温下降。有些人会非常容易感到冷。

睡眠：睡眠也会受损。睡觉变得不那么解乏，并且有早醒的倾向。

对生育和怀孕的影响

我担心进食问题会影响我跟宝宝的关系以及我的应对能力。我希望有三个孩子，但我并不想再怀孕。但愿下一次我不会继续贪食。

一开始我在饮食方面做得非常好。在发现自己怀孕的那一刻，我就停止了催吐和服用泻药。我也停止了暴食。我真的很努力地吃健康的食物。然后我接受了医生的检查，当他触诊我的肚子时，他抬头看着我，说："很抱歉，我花的时间有些长，但我实在分不清哪个是宝宝，哪个是你。"我知道他只是在开玩笑，但这真让我难受。我回家就哭了。在接下来的几天里，我什么也没吃。后来在丈夫的帮助下，我又开始吃东西了。但我发现自己再也无法抗拒催吐了。

我试着控制自己的饮食，但发现这很难。每次催吐后，我都非常内疚。因为如果我的宝宝受到哪怕是一点点伤害，我都永远不会原谅自己，但让我高兴的是我已经停用了泻药。

暴食问题会导致生育能力受损（见专栏8），但其原因尚不清楚。节食、体重减轻和体重过低都会影响生育能力，但不知道暴食是否也会。值得强调的是，只要解决了进食问题，这些影响通常是可逆的。

专栏 8　"荷兰饥饿的冬天"

婴儿出生后的发育在一定程度上已经由出生之前的子宫内环境决定了。这使他们对出生时可能面临的情况做好准备。有些变化是不可逆的，可能会对胎儿产生终身影响。例如，如果发育中的胎儿没能获得足够的营养，其代谢和生理的某些方面可能会改变，以使其适应未来可能面对的食物稀缺的环境，如婴儿可能变得特别擅长储存脂肪。但是，如果情况随后发生了变化，或者由于某种原因，营养供应不足不是食物短缺的结果，那么这种发育上的变化就可能对个体的长期健康不利。

"荷兰饥饿的冬天"是第二次世界大战期间在荷兰发生的一场饥荒。当时，作为对荷兰抵抗的报复，该国的燃料和食品运输被禁止。在饥荒高峰时，人均每天配给的食物热量是400~800千卡。对"荷兰饥饿的冬天"的研究表明，尽管出生时体重正常，但在胎儿早期阶段经历饥荒的女性在50岁时发生肥胖的可能性比在胎儿后期经历饥荒以及没有经历过饥荒的女性更大。无论男女，早期经历饥荒者在50岁时患冠心病的风险增加了3倍。

资料来源: Painter R. C., Roseboom T. J., & Bleker O. P. (2005). Prenatal exposure to the Dutch famine and disease in later life: An overview. *Reproductive Toxicology*, *20*, 345–352.

Ravelli A. C., van der Meulen J. H. P., Osmond C., Barker D. J. P., & Bleker O. P. (1999). Obesity at the age of 50 in men and women exposed to famine prenatally. *American Journal of Clinical Nutrition, 70*, 811–816.

Roseboom T. J., van der Meulen J. H. P., Osmond C., et al. (2000). Coronary heart disease after prenatal exposure to the Dutch famine, 1944–1945. *Heart, 84*, 595–598.

同样，关于暴食对怀孕的影响，我们知之甚少。大多数研究都聚焦在神经性贪食。研究结果表明，一旦女性知道自己怀孕，暴食通常会减轻。不伤害胎儿的意念是强大的，对于一些人来说，甚至强大到能防止整个孕期出现暴食。催吐的频率也会下降，大多数人会停止滥用泻药。值得注意的是，他们也会像其他孕妇一样有对食物的渴求。这些渴求导致她们食用本来要避免的食物（如冰激凌），进而可能触发暴食。

> 尽管我很想控制自己的饮食，但这很困难，因为我的身体似乎以某些方式接管了我的控制力。我渴望吃那些在正常情况下自己永远都不可能碰的食物。我发现自己时不时地就不得不臣服于这种渴望，这让我感到非常内疚。

从孕中期开始，许多有暴食问题的女性对外表和体重的担忧有了一定程度的缓解。她们不再对体重和外表感到在意，因为这方面的变化是不可避免的。结果，一些人放弃了对食物摄入的控制，反而会过度进食。这使她们面临体重过度增加的风险，继而增加了妊娠并发症的风险。这也意味着她们在产后需要减掉更多的体重。

怀孕期间，我仍然努力控制进食，时刻计算热量，试图保持每天摄入的热量在1 500千卡以下。我也每天锻炼身体。虽然在内心深处我不想对我的宝宝造成任何伤害，但我仍定期暴食。我甚至在阵痛开始的那天也暴食了。

另一方面，少数人仍像之前一样关注外表和体重，甚至比之前更关注。对体形和体重变化的任何预期都让她们感到恐惧，进而与之对抗。她们节食，有些还会剧烈运动，将其作为催吐或服用泻药的替代手段。这会使他们的孕期体重不增加或仅增加一点，婴儿出生时可能会体重不足。这对孩子的长期发展存在潜在的负面影响（专栏8）。

产后

我已经产后3个月了。我从未感到如此精疲力竭。我试着每周跑步3~4次，做大量的腹部训练。我想减重15磅，重新穿孕前的衣服。到目前为止，我的节食尝试都失败了。刚回家时，我的饮食控制非常严格，但暴食又逐渐回来，并再次成为我生活的一部分。

随着婴儿的出生，一切都发生了变化。许多人发现暴食问题的改善是暂时的，它会以报复性的方式反弹。这并不奇怪，因为一些人决心尽快恢复原来的体重。她们几乎立即恢复严格的节食，这使她们垮掉。如前所述，严格的节食使人们更容易暴食，而在这样一个有压力的时期，坚持节食更是特别困难。很多人要进行母乳喂养，这增加了需要进食的生理压力；有些人会出现产后抑郁，这使节食变得困难；几乎所有人都会发现她们过去的生活常规都被打乱了。

第6章　是什么造成了暴食

　　我大约17岁时开始暴食。那时的我很孤单、害羞、缺乏自尊心。每次暴食都让我感觉更糟，更加讨厌自己。我用越来越多的食物惩罚自己。在暴食的几个月内，我的体重骤增。我厌恶自己，却只能假装"正常"，继续过普通的生活。

　　随着环境的改善，我的暴食减少了。但是，我的饮食习惯仍然糟透了。食物总是出现在我的脑海里。我从未向任何人承认过我的问题。我欺骗自己，否认我都吃了什么，甚至压根不承认有吃过东西。现在，回首往事，我想到那几年（差不多16年）都被浪费在想食物和自己有多胖上，这么多时间都花在抑郁和自我憎恨上了。

这样的故事明显提出了两个问题：为什么会产生暴食问题？为什么它会持续如此之久？不幸的是，没有一个简单或全面的答案。我们对暴食障碍的原因仍然所知有限。

为什么这个问题难以回答

复杂的影响因素

　　心理、社会和生理因素似乎都参与了暴食问题的产生。例如，第3章提到神经性贪食似乎是近年来才出现的（第28页）。这表明环境因素，而且可能是社会–环境因素发挥了一定的作用。然而，即使所处社会环境类似，也不是每个人都会出现暴食问题，所以一定还有其他因素参与其中。我们也看到一些心理因素，如第4章（第53页）中提到的低自尊和完美主义似乎与问题的发生相关。而且，正如本章所述，遗传因素似乎也参与其中，这意味着生理因素也发挥了作用。

暴食问题产生的途径各不相同

对暴食问题发生过程的研究表明，产生这类问题的途径不止一条。

神经性贪食患者通常报告进食问题出现在他们青少年时期开始节食的时候。这可能由客观或主观感觉的体重问题所激发，也可能是在生活中遇到困难的背景下，由对掌控感的需求所激发。在某些情况下，偶然的体重减轻（可能是由于疾病）也是触发因素。无论触发因素是什么，结果都是体重减轻，严重时可发展为神经性厌食。然后，经过或长或短的一段时间，他们对进食的控制失败，暴食出现，体重增加至接近原来的水平。

暴食障碍患者描述的过程则完全不同。他们报告自己长期以来都有过量进食的倾向，特别是在感到不开心或有压力的时候。这种倾向最终变得非常突出，以至于直接表现为暴食发作。但这种暴食往往是阶段性的，也就是说，他们可以有很长一段时间不暴食。这一点与神经性贪食有非常大的不同。

还有更复杂的，有些人报告的发病过程就是上述途径的混合体，特别是在他们患有混合性进食障碍的情况下（参见第2章，第25页）。

暴食问题的病程各不相同

随时间的推移暴食问题的病程特点各不相同。对某些人来说，暴食是短暂的，不会复发。对另一些人来说，暴食的再现和复发都是很常见的。还有一些人，一旦暴食问题开始，就会持续多年。这提示，除了引发暴食的因素，还有一些其他因素作用其中，从而导致问题持续存在。

尚不清楚哪些因素决定了暴食问题是持续存在还是会缓解。在第4章中，我们讨论了严格节食、全或无的思维以及对体形和体重的过度关注对暴食问题的影响。在本章中，我们将讨论人际关系方面的困难、一些特定的事件及环境似乎也与该问题有关。

一个重要的区分

在考虑造成持续性困难（如暴食问题）的原因时，区分最开始引发问题的原因和导致问题持续存在的原因是很重要的。关于暴食原因的问题有两部分。

1. 暴食问题为什么会发生？
2. 暴食问题为什么会持续？

因此，我们需要区分两个阶段：问题产生阶段（问题出现之前）和问题维持阶段（问题出现之后）。

做出这种区分不仅有助我们理解所有可能原因的具体作用，而且还具有重要的实践意义。如果目标是预防暴食问题，那么任务就是确定那些在发病前（即问题产生阶段）发挥影响的因素，并试着去阻止它们运作。相反，如果目标是成功的治疗，那么任务就是确定那些导致问题持续的因素。

与发生暴食问题有关的因素

社会因素

正如第3章所讨论的，神经性贪食似乎在20世纪70年代和80年代出现在那些神经性厌食已经出现的地区，主要是北美洲、北欧、澳大利亚和新西兰，因为这些地区的女性将身材苗条视为时尚。在年轻女性中，节食行为很常见。那些鼓励节食的社会现象可能导致这种疾病的出现，其中的关键因素是时尚模特的身材。神经性贪食出现在像英国模特崔姬（Twiggy）那样极致的瘦成为时尚的时候。但在不同的文化中，可能有不同的因素会导致这一问题。就像斐济的研究显示的那样，情况不是一成不变的（专栏9）。

专栏9 文化变革：来自斐济的经验教训

在20世纪90年代之前，斐济基本上受外部社会影响很少。那里保持着强大的传统文化，重视食欲和健康的体形。事实上，他们推崇强壮的身体。也许传统斐济文化最具保护性的特征是人们普遍接纳自己的身体。

1995年，电视将西方节目带到了斐济，随之而来的是进食问题的"暴发"。一种解释是，西方文化的传播导致当地女孩将自己的身体作为了新的关注点，使她们产生了跟西方女孩一样的对自己身体的不满。然而，有人认为这种解释过于简单，还应考虑西方文化与当地价值观之间的冲突造成的特殊影响。斐济当时正在经历一次重大的社会转型，这引起了当地人对成就和社会地位的关注。对当地女学生的采访表明，许多人将西方女演员的苗条身材与权力和成功联系在一起。同时，对肥胖相关的健康风险的担忧促使人们强调自身应对体形和体重负有责任。因此，其中似乎涉及各种复杂因素相互作用的过程。

资料来源：Becker A.E. (2004): Television, disordered eating and young women in Fiji: Negotiating body image and identity during rapid social change. Culture，Medicine and Psychiatry, 28, 533–559.

最近发生了一项抵制低体重时尚模特带来的影响的运动。2006年，西班牙禁止雇用BMI值低于18.0的模特。同年，意大利要求时尚界提供关于模特没有进食障碍的医学证明。2012年，如果模特的BMI值低于18.5，以色列会禁止他们拍摄广告或参加时装秀；时尚杂志 *Vogue* 也采取了类似的限制。不幸的是，有一些力量在起反作用。例如，一些活动鼓励不健康的体重控制，进而可能导致进食问题。对于那些在

特定时间内需要一定（低）体重（如赛马；参见第5章专栏6，第56页）或外形至关重要的活动（如芭蕾舞；专栏10）而言尤其如此。

专栏 10　身体形象和古典芭蕾舞

在芭蕾舞界，以瘦骨架、长腿、长颈和短躯干为标志的"巴兰钦身材"是理想的选择。这种审美归功于乔治·巴兰钦（George Balanchine），他是一位舞蹈家、教师和著名的编舞家。据报道，巴兰钦告诉他的舞者，他"必须看到骨头"，他们应该"什么都不吃"。无论这是否属实，芭蕾舞女演员总是承受着自己必须塑造这种体形的压力，她们职业生涯的成功取决于它。

最近《纽约时报》一篇对"胡桃夹子"的评论说，其中一位舞者看起来就像"吃一颗糖梅都嫌多"。伦敦皇家芭蕾舞学校的"营养政策"办公室承认，在有抱负的芭蕾舞演员中存在进食问题的风险。虽然学校倡导关于体重、进食和体像的健康态度，但校方也承认，追求瘦所带来的压力无法完全消除。

芭蕾舞女演员的BMI平均值约为18.5，这意味着许多人处在临床低体重的边缘，并且其中很大一部分演员的BMI处于神经性厌食的范围内（一项研究中，该部分演员的比例为44.3%）。研究还表明，许多芭蕾舞演员想要进一步减轻体重，不想要月经，她们对身体的不满程度介于普通女孩群体和神经性厌食群体之间。

资料来源：Ringham R., Klump K., Kaye W., Stone D., Libman S., Stowe S., & Marcus M. (2006): Eating disorder symptomatology among ballet dancers. International Journal of Eating Disorders, 39,503–508.

Bettle N., Bettle O., Neumärker U., & Neumärker K.–J. (1998): Adolescent ballet school students: Their quest for body weight change. Psychopathology, 31,153–159.

性别

在第3章中，我们讨论过这样一个事实，即除了暴食障碍，其他所有的进食障碍中，女性的患病率都比男性高出很多。这种性别比失调的情况出现在所有文化和种族群体中。为什么女性会有更大的风险？主要原因之一可能是节食行为在女性中远比在男性中常见，正如我们将要讨论的，节食会大大增加发生进食问题的风险。

这提出了另一个问题：为什么女性比男性更容易节食？答案有两方面。首先，追求苗条的社会压力主要集中在女性身上。其次，女性更容易以外表作为评价自我价值的基准。这两方面的观察都引出了重要的、更为广泛的议题，涉及男女发展之间的差异以及西方社会中女性角色的矛盾和冲突。

种族与社会阶层

在对接受治疗的患者群体进行研究时发现，神经性贪食和神经性厌食似乎主要局限于白种人女性，但这样的样本选择存在偏倚。基于社区样本的研究结果表明，暴食问题的种族分布更均匀。就社会阶层而言，有类似的证据表明进食问题存在社会阶层的差别，神经性贪食和神经性厌食患者在中、上阶层人群中更为常见。但这可能也存在寻求治疗方面的偏倚，因为具有中上阶层背景的人群更有可能接受治疗。

年龄、青少年与青春期

强有力的证据表明，暴食问题通常会在青少年或成年早期出现。疾病好发于这个年龄段可能是因为节食在该年龄段的女性中特别常见。节食行为很可能是两种力量的结果。首先，正如前文提到的，女性比男性更倾向于从外表来判定自我价值，尤其在这个年龄段中。其次，在青春期，许多年轻女性开始发育，呈现一种与时尚观点不符的体形。

这对男人来说有所不同。尽管在某种程度上，男性也有应该长成什么样子的压力，但青春期会赋予他们一种社会期待的外表——随着青春期的进展，男孩的肌肉组织和身高增加，肩膀变宽。

青春期本身也可能与之有关。众所周知，生命的这个阶段带给人巨大的成长挑战：外形在改变，情绪在起伏波动，社会期待和社会角色在改变。完美主义和低自尊被认为是有暴食风险的人格特质，有这种人格特质的青少年在这个时期更容易体验到失控感。有些人发现节食有助于恢复他们的掌控感，并且作为一种被同龄伙伴认可的行为，也给他们带来一种成就感。对他们来说，节食可能比其他任何东西更能让他们感受到对自我的控制。

跟同龄人相比，青春期变化的发生时间也可能有重要意义。一般认为，较早发育可能会增加女孩情绪困扰的风险，因为这增加了她们在尚未做好准备之时就必须面对新问题和新期望的可能性。而且，早于其他同龄人出现的体形变化可能尤其难以应对。

某些与年龄相关的生活变化也有关系。一个特别重要的变化是离开家去上大学。此时产生进食问题或进食问题恶化的情况并不罕见。这不难理解。不仅是从家到大学的环境转变会带来压力，而且对于部分青少年来说，这也是他们第一次完全由自己来决定吃什么和什么时候吃。其结果是一些人经历了一个无人约束的节食阶段，而另一些人则因吃得过多而迅速发胖。

肥胖

研究结果表明，神经性贪食人群中，儿童期肥胖和父母肥胖的比例较高，在暴食障碍人群中看上去也是如此。在儿童或青少年时期，任何超重的趋势都可能放大人们对体形和体重的担忧，从而激发节食。此外，拥有一个存在显著体重问题的家庭成员可能会使人们对"肥胖"和"节食"很敏感，以至于他们会努力通过限制自己的饮食来避免发胖。

家庭内的进食问题和进食障碍

已有的证据表明进食障碍具有家族聚集性。进食障碍患者的近亲有更大的患上同一种病的风险。这可能是遗传因素造成的，研究也确实表明进食障碍存在着显著的遗传影响。但是，它通过什么方式进行遗传尚未可知。有许多种可能性，例如遗传了某个特定的体重倾向、遗传了对节食的生理或心理反应或遗传了某些人格特质。哪些具体的基因参与其中也尚不清楚。"表观遗传"过程也可能在起作用，例如节食可能会改变基因表达。

　　进食障碍在家族中有聚集性这一事实并不等于遗传因素要为此负全责，甚至连部分责任都不一定，完全可能是由环境影响造成这一结果的。目前已有一些针对进食问题者的家庭成员的饮食习惯和态度的研究。迄今为止，这些研究主要集中于神经性厌食患者的亲属。但是，研究结果差异很大，有些研究发现了很高比例的异常进食态度和行为，有些则没有。

　　在临床实践中，被"传染"的病例也不少见。下面的例子是有关母亲对女儿们施加压力，要求她们一起节食的（专栏11）。

专栏 11　母亲、女儿和进食紊乱

　　根据女儿在一项广泛用于评估进食紊乱的量表中的得分，研究者确定了两组母女。出于比较的目的，她们被分成一个高分组和一个低分组。女儿的平均年龄为16岁，母亲的平均年龄为43岁。

　　高分组（有进食紊乱的女儿）的母亲与低分组的母亲相比，在下列方面有很突出的差异。

　　1. 母亲的饮食习惯更紊乱。

　　2. 母亲认为自己的女儿应该减掉更多的体重。

　　3. 母亲对女儿的外表更挑剔。

　　这些研究结果表明，家庭内进食障碍的传播可能（至少部分）是由于"传染"。

资料来源: Pike K.M., & Rodin J. (1991). Mothers, daughters, and disordered eating. Journal of Abnormal Psychology, 100,198–204.

家庭内的其他精神障碍

　　家庭内部的其他精神障碍对进食障碍起作用的可能性也被研究了。这项工作大部分集中在有神经性厌食或神经性贪食的人群中。

　　最被广泛研究的精神障碍是达到诊断标准的抑郁症。研究结果表明，家庭中有人患抑郁症增加了女儿出现进食问题的风险。我们尚不明确这种关联的机制。一方面可能是两者存在着共同的潜在生理异常，例如大脑中5-羟色胺（一种化学物质，被认为参与了抑郁症的病理生理和摄食调控）的调节缺陷。另一方面也可能是抑郁症父母的抚养方式给孩子带来的环境影响。

另一种已得到研究的障碍是精神活性物质的滥用（即酒精或药物滥用），其结果将在第7章中讨论。

儿童期的创伤性事件和精神障碍

治疗暴食问题的临床医生一定会注意到，他们的患者普遍在儿童期经历过创伤性事件。死亡、分离、父母关系不和、身体疾病、被嘲弄、性虐待和身体虐待以及欺凌等，似乎都以令人不安的频率发生。然而，研究表明这些事件在其他精神障碍患者中也很常见。这表明它们增加了患上精神障碍的风险，但不一定是进食障碍。

另外研究还发现，在进食问题发生之前精神科的其他问题的发生率也有增加，焦虑问题尤为常见，另有一小部分人曾患儿童抑郁症。

人格特质

正如我在第4章中提到的，某些人格特质似乎在有暴食问题的人群中很常见。关于该主题的大多数研究都集中于神经性贪食或神经性厌食。这些人格特质与暴食障碍的相关性尚不确定。

发展出神经性贪食或神经性厌食的人，小时候常表现得非常听话和认真。他们往往有点害羞和孤独，而且可能难以与其他孩子打成一片。此外，他们往往具有竞争性并追求成就。他们为自己设定了高标准并努力去实现。这些特质似乎是许多神经性厌食或神经性贪食患者低自尊和完美主义特质的前身。

探索性心理治疗经常证实这些发现。来自加州大学洛杉矶分校的迈克尔·斯特罗伯（Michael Strober）是一位著名的人格和进食障碍方面的专家，他在对这些患者的内心世界进行详细调查后发现："他们对显得软弱、不够优秀和平凡有种无所不在的恐惧，无法享受休闲的乐趣；他们不愿意面对风险和新奇的事物，不愿做出不受约束的自发的行为，不敢维护自己的感受；他们把冲动和欲望体验视为无用的、影响他们获取更高目标的绊脚石。"迈克尔·斯特罗伯认为，这种人格特质使这些人为青春期的发展需求做了"无望而病态的准备"。

暴食障碍患者的人格特质尚未被如此彻底地研究。自信和低自尊的问题似乎特别常见，而完美主义似乎更局限于那些患有神经性厌食、神经性贪食或非典型性进食障碍的人。

节食

在第4章中，我们讨论了暴食和严格节食之间的关系以及两者相互维持的事实（第35页）。不管怎样，节食首先会增加暴食问题发生的风险；事实上，它是已被充分证实的神经性厌食和神经性贪食的发病危险因素。但它似乎与暴食障碍关系不大。尽管如此，我们知道大多数节食者不会发展出进食问题。我们之前已经提到的其他因素肯定在致病过程中以某种方式与节食相互作用。此外，可能只有某些形式的节食容易使人处于（发生暴食问题的）危险之中。

结论：没有单一的原因

总之，暴食问题不是单一原因所致，它有多种危险因素和多种引发问题的模式。如果你有暴食问题，那么它的发生可能和很多因素有关。但是，正如我们下面将要描述的，导致暴食问题持续存在的因素相对会少很多。

暴食问题持续的原因

关于暴食问题如何随着时间变化以及哪些因素会影响其进程的研究表明，这其中涉及的相互作用的因素是有限的。图14对此进行了展示，我们也依次进行讨论。

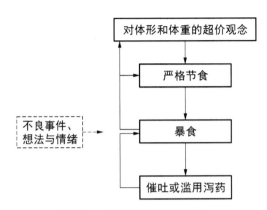

图14　维持暴食的恶性循环。

持续的节食行为

在第4章中，我们讨论了节食引发暴食的多种可能途径。如果节食是"极端的"（例如：节食者对进食非常克制以至于他/她吃得很少），那么节食者将会承受强烈的生理压力。如果节食是"严苛的"（节食者设定了非常特殊的节食目标，并对此持"不成功就是失败"的态度），那么他/她将可能在节食和暴食之间摇摆，两者相互促进。持续的节食行为似乎就是通过上述机制维持着许多暴食问题。正是由于这个原因，许多治疗方法都集中在停止或减缓节食上。这尤其适用于治疗神经性厌食、神经性贪食和非典型性进食障碍。节食与暴食障碍关系不大，因为在大多数情况下，暴食障碍患者很少或没有节食行为。

很多因素会促进节食，其中主要的是前文提到的对控制感的需求以及对外貌和体重的关注。而且，如前所述，这种关注又被西方社会偏爱的苗条身材的时尚所强化。过去曾经超重的人因为害怕体重反弹而可能特别容易节食，并且他们的努力可能会得到朋友和亲人的鼓励。

催吐和滥用泻药

这两种控制体重的方法都会促进暴食，因为对其有效性的信念抵消了暴食主要的威慑作用，即对体重增加的恐惧。然而，正如我们在第4章所讨论的那样，这种信念是没有依据的。

不良情绪和想法

每个人的情绪和进食之间都有联系，这不仅限于那些有进食问题的人。但是暴食与情绪之间有着特别复杂和交互循环的关系。暴食者发现暴食行为有助于他们应对不良情绪和想法，因为它既分散了注意力又能使人平静下来。因此，有些人就在不知不觉中变得依靠暴食来应对这些想法和感受。

人际关系、事件和环境

各种事件和环境也会影响暴食问题的进程。其中，人际关系尤为重要。例如，与伴侣建立亲密和接纳的关系可以提高自尊，减少对体形和体重的关注，并消除一些压力源，从而促进康复。关系破裂可能会产生相反的效果。

改变的愿望

之前的讨论并没有涉及所有导致暴食问题持续存在的因素，事实上，还有一个关键因素被遗漏了，即"改变的愿望"。有些人似乎没有改变的愿望。他们接受自己的暴食问题并据此调整生活。在这种情况下，问题往往会持续存在，通常是年复一年。另一些人决定改变，重新开始。有趣的是，做出决定后，有些人能够在没有外界帮助的情况下克服这个问题，有些人则不能。

什么能激发人们决定改变和重新开始呢？对于这个值得探讨的问题尚无相关研究。我的愿望之一就是阅读本书能激励部分读者做出改变的决定。

第 7 章　暴食和成瘾行为

有一个问题我们在第6章中没有提及，即暴食是否会成瘾。如果你曾经体验过与暴食有关的失控感和对进食的冲动，那么这个问题很可能曾在你脑海中闪现。或者，你可能已经阅读过有关暴食会成瘾的资料。一些被广泛使用的术语，诸如**强迫性过量进食**和**食物成瘾**，无疑表明了这种观点。实际上，此观点在美国有着非常多的支持者，以至于很多知名的治疗方案都是建立在对这种观点的理解上的。

出于这些原因，暴食是否应该被认为是成瘾行为的形式之一就很重要。如果不是，那么基于这个前提的治疗方案很可能就不恰当。本章聚焦于3个主要的问题。

1. 将暴食看作一种成瘾行为是否正确？
2. 已知的成瘾行为，例如酒精和药物滥用，与暴食之间有没有关联？
3. 该观点对暴食问题的治疗有影响吗？

"暴食成瘾"的理论

暴食者匿名会（Overeaters Anonymous，OA）认为，强迫性过量进食是涉及三方面的疾病：躯体的、情绪的和心灵的。我们认为它是一种成瘾行为，就像酗酒和药物滥用一样，可以被逮捕，但不能被治愈。

——《暴食者匿名会手册》

根据"暴食是一种成瘾行为"的理论（所谓暴食的"成瘾模型"），暴食背后的生理过程与酒精成瘾相同。暴食者对某些食物（通常是糖和淀粉类食物）存在生物学上的易感性，结果变得对它们"上瘾"。对这些人来说，这些食物是"有毒的"，他们会不受控制地吃，以至于对这些食物的消耗量持续增加。既然这种易感性是有生物学基础的，他们的问题（或"疾病"）就永远都不能被治愈，他们就必须学着接受，并相应地调整自己的生活。

成瘾的概念被滥用。

这个成瘾模型有根据吗？罗格斯大学的特伦斯·威尔逊（Terence Wilson）强调，现今"由于被随意和不严谨地使用，成瘾的概念被用滥了，它几乎被用来描述任何形式的重复行为。"一些人被告知是"性成瘾"，另一些人是"电视成瘾"或者"购物成瘾"。结果，人们再也不清楚"成瘾"到底是什么意思。当这个词以如此随意、包罗万象的方式被使用时，我们中的大多数人可以被说成是对一些或另一些事物"上瘾"了。

然而，暴食和典型的成瘾行为（包括酒精和药物滥用）之间有部分相似性，很多人聚焦于此，并据此支持暴食成瘾模型。他们指出，不管行为是酒精（药物）滥用还是暴食，实施者都：

- 有渴望或冲动进行此行为。
- 感到行为失控。
- 被关于该行为的念头占据。
- 可能用此行为来缓解紧张和负面情绪。
- 否认问题的严重性。
- 试图隐藏问题。
- 尽管有副作用，仍坚持此行为。
- 反复尝试停止行为但没有成功。

然而，这些相似性只是事实的一部分。有趣的是，虽然某些相似性与治疗相关，比如用行为来应对紧张，但是事实上，事物间有相似性或共同点并不代表它们是相同的。而且，正如人们常做的，仅仅关注相似性会忽略了这些行为方式之间重要的差别，这些差别既对理解行为至关重要，也是成功治疗的关键。

暴食和物质滥用之间有 3 个主要差别，所有差别都很重要。

> 事实上，事物间有相似性或共同点并不代表它们是相同的。

暴食不涉及特定种类食物的消耗。特伦斯·威尔逊指出，如果神经性贪食是一种成瘾行为，患者应该优先消耗特定的"成瘾"食物。神经性贪食并非如此，暴食障碍也一样。暴食主要的进食异常是食物消耗的量，而不是吃了什么食物（正如我们在第 1 章中讨论的）。

暴食者会竭力回避暴食行为。有暴食问题的人，不是特指那些暴食障碍患者，会不断努力限制自己的食物摄入，也就是说，他们试图节食。暴食令他们痛苦的是：暴食代表了控制进食失败，并带来了体重增加的风险。酒精（或药物）滥用中没有等同于节食的现象。酗酒的人会过度饮酒，但没有避免饮酒的内在动力。实际上，治疗成瘾行为的主要目标是让成瘾者逐步获得不再做出成瘾行为的决心。相反，对大多数有暴食问题的人而言，此决心已经存在，并表现出控制食物摄入的强烈渴望。实际上，控制进食的动力本身就是一个问题，因为它维持了暴食行为（我们在第 4 章讨论过）。

暴食者害怕陷入暴食行为。在大多数暴食问题中，与节食动力相伴的是一系列对体形和体重的态度，以过度重视体形和体重为特征（参见第 4 章）。暴食者对自我价值的评判几乎完全建立在对外形和体重的评价上，并且通过鼓励持久和严格地节食，这一系列态度对暴食问题的维持起到了至关重要的作用（我们在第 6 章中讨论过）。同样，在酒精或药物滥用中也没有这样的现象。换句话说，限制进食的渴望促使有暴食问题的人继续暴食。相反，对酒精或药物成瘾的人对成瘾物质的易感性并非源于他们希望避免使用这些物质。

正如我们看到的，暴食和物质滥用显然有着不同的机制，这将指向两种完全相反的治疗方法。对大多数暴食问题而言，治疗需要聚焦于减少自我限制。相反，对成瘾行为的治疗需要聚焦于加强自我限制。

另一方面，暴食确实会出现在那些并不是特别强烈地想要节食的人，尤其是很多存在暴食障碍的人中。这些人的暴食不是由节食驱动的，或者至少节食起到的作用很小。应对压力的困难似乎重要得多。所以，驱动暴食和驱动酒精或药物成瘾的机制之间有很多潜在交叉。

暴食和物质滥用的关系

即使暴食本身不是成瘾行为，暴食和物质滥用之间的相似性是否表明了两者之间的关联？这两个问题是否可能由一种潜在的异常引起？为回答这些问题，一些研究已经开展，以明确这两个问题出现在同一个人或同一个家庭的概率以及在何种环境下这种情况会出现。

暴食问题人群的物质滥用

尽管暴食成瘾模型的支持者常常声称：有暴食问题的人的酒精及药物滥用率格外高，但事实并非如此。虽然研究结果表明其发生率确实会升高，但并不比其他精神障碍患者的酒精及药物滥用率更高。

物质滥用人群的暴食问题

如果暴食和物质滥用之间有特殊的关联，那么酒精和药物成瘾的人发生暴食问题的概率应该是升高的。事实的确如此。但同样的，这个关联似乎也不是特异性的，因为有其他精神障碍的人，例如焦虑障碍和抑郁症，发生进食问题的概率也会升高。

家庭研究

有几项研究报道称，在神经性贪食患者的亲属中物质滥用的发生率升高。此结果很有趣，但是，就像之前提到的其他结果一样，这难以解释。神经性贪食患者的亲属发生物质滥用的概率似乎并不比其他精神障碍患者的亲属发生物质滥用的概率更高。如果暴食和物质滥用都源于一个共同的潜在问题，那就不该是这样的结果。

两种障碍在时间上的关系

要理解两种障碍之间的关系，另一个重要的方面是去观察是否其中的一种障碍导致了另一种障碍，或者相反。对既有酗酒问题也有进食问题的患者进行的研究表明，后者是先发生的。然而，此结果并不令人惊讶，因为进食问题通常比酗酒问题的起病年龄更早。

治疗效果

如果暴食和物质滥用拥有同一个病理基础，那么除非这个病理基础同时被纠正，否则就可能出现成功治疗其中一个问题，另一个问题就会冒出来的现象。此现象有时被称为症状替代。尚无证据表明暴食和物质滥用之间有这个现象，事实上，已有证据表明，至少在有暴食问题的人中不是这样（参见专栏12）。

专栏12   接受治疗的进食障碍患者的饮酒量变化

一般认为，既有暴食问题又有高饮酒量问题的患者，治疗效果相对较差。有时还会有相关的担忧，即去除暴食问题可能会加重伴随的酗酒问题。

一项"强化认知行为治疗"（CBT-E）研究的数据被用以探索上述关系。149位进食障碍患者被分为两组。一组是高饮酒量的患者，每周饮酒量超过了健康指导量，另一组是低饮酒量的患者，每周饮酒量在健康限度内。低饮酒量组和高饮酒量组都患有同等严重程度的进食障碍。

主要的研究结果有两个。首先，低饮酒量组和高饮酒量组对CBT-E的反应几乎是相同的，因此就驳斥了那个假设：高饮酒量的患者治疗效果不佳。其次，在治疗期间，高饮酒量组的大多数患者的饮酒量回到了健康限度内，虽然这一点不是CBT-E的治疗目标。少数患者的饮酒量确实升高了，但是这些患者在其他方面的进步也很有限，似乎并非进食问题的改善刺激了他们去饮酒。换句话说，似乎没有症状替代。

资料来源：Karacic M., Wales J. A., Arcelus J., Palmer R. L., Cooper Z., & Fairburn C. G.(2011). Changes in alcohol intake in response to transdiagnostic cognitive behaviour therapy for eating disorders. Behaviour Research and Therapy, 49, 573–577.

成瘾模型对治疗的影响

我们的目标是用"活在今天"的态度戒除强迫性过量进食的行为。我们通过日常个人接触、会议和遵循嗜酒者匿名会（Alcoholics Anonymous）的十二步法来做到这一点，只是将用词"酒精"和"酗酒者"改成"食物"和"强迫性暴食者"。

——《暴食者匿名会手册》

既然没有理由声称暴食是成瘾行为的结果，那么将它当成这样一个过程来对待合适吗？直接的回答是"不合适"。成瘾导向治疗的原则和已被证明对暴食问题最有效的治疗方法是完全不同的。根据成瘾模型，成瘾行为的治疗需要基于嗜酒者匿名会（以及其他相关小组）使用的方法，以帮助有酒精成瘾问题的人，即所谓的"十二步法"。有4个特征可以将该方法与治疗暴食问题最有效的认知行为治疗（CBT；在第8章中讲述）区别开。

> 基于成瘾导向治疗的原则和已经被证实是暴食问题的最有效的治疗完全不同。

特征一

十二步法：此障碍是无法治愈的疾病。在给暴食者匿名会成员每天阅读的一本书中写道："这是来自正在康复的强迫性暴食者的经验——疾病是会进展的，它不会变好，而是会变糟。即使我们戒除了暴食，疾病还是在进展。"

CBT方法：大多数患者可以得到康复。对神经性贪食和暴食障碍的长期随访研究表明，完全康复是可能的，且并不少见，经过恰当的治疗，绝大多数患者都能有大幅度的改善（参见第8章）。

特征二

十二步法：立即戒断是最重要的。十二步法聚焦于尽可能快地停止暴食，来自团体的压力可能会被用来达到此目的。在一些治疗会议中，戒断了暴食行为的参与者会被认可和赞扬，而那些没有戒断的人很少或几乎没有机会说话，甚至，他们可能被要求退出。

CBT方法：强调即刻停止暴食既不合理也不现实。戒断的立场是无情的、不合理的。如果给予良好的建议和支持，很多患者就能相当快地停止暴食。也有很多患者做不到，他们需要花数周或数月来达成此目标。CBT方法不强调立即停止暴食。

特征三

十二步法：用以戒除暴食的主要策略是采纳另一种形式的节制，即终身回避诱发暴食的（"有毒"）食物。

CBT方法：应该消除而不是鼓励对食物的回避。正如早先讨论过的，"某些食物是有'毒'的，会以某种方式引发暴食"，这样的观点没有事实依据。临床和实验证据表明，正是回避这些食物的企图使很多人更易于暴食（参见第4章）。正因为如此，CBT聚焦的是消除而不是鼓励对食物的回避。成瘾模型预测这将促进进一步的暴食。研究显示，事实恰恰相反。

特征四

十二步法：一个人要么是自控的，要么是失控的；食物要么是安全的，要么是有毒的；一个人要么是节制的，要么就不是。戒断方法的背后是一套全或无的思维方式。

CBT方法：非黑即白的思维方式本身就是需要处理的问题。例如，如果对治疗后的进步持"全或无"（all-or-nothing）的观点，就会鼓励患者将任何的挫折视作"复发"，而不是"小失误"。这种思维方式会导致患者在面对失误时放弃，而其实没有必要这么做。全或无思维在暴食者中很常见，看起来它参与了暴食的形成，这一点我们在第4章中讨论过。所以，帮助人们认识和反驳这样的思维方式很重要，而不应像戒断的方法那样强化它。

当然，基于成瘾模型的治疗方法远多于在此列出的。它们最大的优势是很多这类方法提供高水平的长期支持和团体。这一点，加上它们信息的简洁性，就会吸引一些人。然而，"底线"必须是有效性。对暴食问题而言，十二步法从未就有效性做过恰当的评估，而很多其他形式的治疗方法已有大量已知的有效性证据。这些是本书第一部分最后一章的主题。

第 8 章　暴食问题的治疗

现在，你已经学习了有关暴食问题的知识：我们是怎么定义它的，与暴食形成有关的心理、社会、生理因素，以及就目前的研究来看哪些是易感人群。我们所不知道的还很多，尤其在成因方面。现在，我们要回到治疗的主题，在这方面，我们所知的更多。

本章总结了目前有关暴食问题的治疗方面的知识。所有主要的治疗形式都会被讨论，但重点会放在抗抑郁药的使用和一种有针对性的短程心理治疗，即认知行为治疗（cognitive behavior therapy，通常简称为CBT），因为它们已有大量强有力的研究证据。

住院治疗的作用

对于那些虽然过去在治疗方面做了很多努力，但暴食问题持续存在的患者，可能面临的问题之一是是否应该住院。事实上，住院治疗很少是恰当的。临床经验和研究证据均显示，绝大部分有暴食问题的人可以在门诊得到有效的治疗。

住院治疗可能不仅是不必要的，甚至可能有反作用。人们住院后往往很快就会停止暴食，因此容易得出结论：住院帮助解决了暴食问题。然而，实际上，人们易于停止暴食是因为医院是一个陌生的环境，不便于得到食物；也因为住院减少了很多日常生活的压力；还因为医院没有太多私密的空间。事实上，他们的暴食只是暂时停止，出院后可能会重新开始。

最有效的住院治疗方案是通过帮助患者学习一些技能来应对那些会导致暴食的因素，从而防止出院后的复发。问题是，住院环境并不适宜进行这样的治疗，因为治疗师和患者需要在暴食问题自然呈现的情况下，换言之，在外面世界，去处理它。

当然，有些情况是需要住院的。以下是最明确的3个住院指征。

1. 有自杀风险的患者，需要住院保护。
2. 躯体健康状况已令人担忧（参见第5章）。
3. 患者在接受了系统的门诊治疗后，进食问题仍没有改善，也应建议住院治疗。

在临床实践中，这些情况仅占不到5%的比例。不过，住院治疗可能还有另一个原因，即在没有公费医疗的国家，保险可能是唯一可行的支付治疗费用的方法，而有些保险条款仅包含住院治疗。在这种情况下，除了住院，人们几乎没有其他选择。

无论住院的理由是什么，它都应该被视为是向高质量的门诊治疗过渡的准备。

抗抑郁药和其他形式的药物治疗

人们对使用抗抑郁药治疗暴食问题的关注始于1982年，当时有两篇科学论文报道了药物对神经性贪食患者的良好效果。从那以后，人们进行了很多研究，事实也变得更加清晰。

在使用抗抑郁药治疗的几周内，暴食频率平均会下降50%~60%。人们报告说自己感到暴食的冲动降低了。与之相应的还有催吐频率的下降、情绪的改善、对过量进食的控制感以及与进食有关的先占观念减少。无论患者抑郁与否，这些效果都会发生，但似乎并不持久，无论患者是否继续服药。

　　研究也显示，抗抑郁药对进食习惯有选择性作用：暴食行为受到影响，但对任何伴发的节食行为没有影响。节食的持续存在可能解释了抗抑郁药的作用不能持久的原因。

　　当发现抗抑郁药物在更长期治疗中的疗效有限时，人们对其的热情有所减退。然而它们仍然被用于当患者伴有临床抑郁时，并且在这种情况下疗效特别好。

　　其他药物如何呢？情感稳定剂，如锂盐、抗癫痫药物，以及食欲抑制剂的作用都被研究过，但是人们没有发现确切有效的药物。目前为止，针对暴食问题尚无公认的药物治疗方案。

认知行为治疗

　　与抗抑郁药的研究明显不同，心理治疗已经被证实非常有效。其中最有效的治疗是我在爱丁堡接受精神科医生训练时开发的一种特殊形式的认知行为治疗（CBT）。起初，该疗法是为神经性贪食患者设计的，之后经过改良，现已能适用于任何的暴食问题。

　　CBT非常适合治疗暴食问题，因为它的认知组成部分能解决暴食问题有关的认知问题，包括对体形和体重过度评价、进食规则、全或无思维；而其行为组成部分则可以处理紊乱的进食习惯。表7列出了认知行为治疗的核心特征。

　　CBT使用精心策划的一系列符合个体需求的干预措施，系统地处理暴食问题。开始阶段使用行为技术和心理教育技术，帮助患者重新恢复对进食的控制，其中的关键部分是建立规律进食模式。这一点至关重要，因为它通常就能取代大多数的暴食。然而，这一阶段达成的结果仍是不稳固的，因为大多数患者仍然容易再次暴食。因此，第二阶段治疗的重点就切换到降低易感性上，对任何节食倾向以及使用暴食应对负性事件和情绪的部分进行处理。第三阶段聚焦于巩固取得的改变，减少复发的风险。

　　CBT已被广泛研究，其效果已经在美国、加拿大、英国及欧洲其他国家、澳大利

表7 认知行为治疗的核心特征

形　式

通常在超过 20 周的时间内进行大约 20 次一对一的访谈，开始时每周 2 次

结构和内容

第一阶段

- 创建一个"公式"——代表维持进食问题主要过程的示意图，这样可以极大地促进改变

- 详细记录所有的进食，同时记录相关的想法和感受

- 介绍规律的进食模式，以此替代大多数暴食

- 发展抵抗暴食冲动的能力

- 接受有关食物、进食、体形、体重的个性化教育

第二阶段

- 处理对体形和体重的担忧，以及体形检查、体形回避和感觉胖

- 在饮食中引入回避的食物，并逐渐去除其他形式的节食

- 培养对那些可能会诱发暴食的日常困难的处理技能

第三阶段

- 发展最小化复发风险的方法

节选自 Fairburn C. G. (2008). Cognitive behavior therapy and eating disorders. New York: Guilford Press.

亚、新西兰得到了研究检验。没有其他任何针对暴食问题的治疗获得过这么多的证据支持。它也被与其他多种治疗进行了比较，包括药物治疗和心理治疗，没有发现与认知行为治疗同等有效的治疗。最近，在一项针对最新的CBT版本［所谓的"强化认知行为治疗"或CBT-E（之后描述）］的要求独特的研究检验中，来自哥本哈根的斯蒂格·鲍尔森（Stig Poulsen）和苏珊·伦恩（Susanne Lunn）对20次CBT访谈（超过20周）和100次精神分析心理治疗访谈（超过2年）的效果进行了比较。在治疗后20周及2年后的随访中，CBT-E都明显更为有效。

　　总之，研究结果表明CBT对暴食问题起效很快。与使用抗抑郁药物获得的疗效相比，其疗效更明显，并且大多数情况下疗效能持续存在。与抗抑郁药物治疗一样，认知行为治疗也能改善情绪、注意力及对过量进食的控制感。此外，它还显著减少了节

食倾向和对体形及体重的担忧。后两个效果可能解释了为什么CBT的疗效更易持久。

其他心理治疗

有时会有一种说法，认为所有的心理治疗同样有效。这是错误的。有些心理治疗对暴食问题疗效不佳或无效。

这里要说的是，除了认知行为治疗，还有两种心理治疗显示有确定的效果，尽管不如认知行为治疗的疗效那么好。它们是人际心理治疗和"指导式自助"治疗，后者是认知行为治疗的简化形式。

人际心理治疗

人际心理治疗（interpersonal psychotherapy，IPT）是短程的心理治疗，主要帮助人们改善自身与其他人的关系。它最初是从抑郁症的治疗中发展起来的，现在也能帮助有暴食问题的人。尚不清楚它是如何起作用的，但很多有暴食问题的人确实存在人际关系问题，正如我们在第4章中讨论的。

研究发现，人际心理治疗与认知行为治疗对神经性贪食有同等的疗效，但前者起效较慢。而新一代的认知行为治疗，即CBT-E，看起来则明确优于人际心理治疗。人际心理治疗对进食障碍中的暴食障碍的作用也许更好些，可能是因为人际困难对触发患者暴食起着重要作用。这么说的话，指导下的自助治疗同样有效，且实施起来更直接。

指导式自助治疗

指导式自助治疗是CBT的简化形式。我和同事杰奎琳·卡特（Jacqueline Cater）一起在牛津大学开发了此治疗。开发一种更简便的CBT形式的想法源自对部分有暴食问题的人的观察，我们发现他们并不需要治疗师的过多干预就可以很快且很容易地从

CBT中获益。这些人能使用CBT原则自我疗愈。因此，我们所做的是基于CBT的一种自助方案，该方案发表在首版*Overcoming Binge Eating*上。本书的第二部分包含了该方案基于CBT-E进行的全面修订后的版本。

先前的自助方案主要集中于帮助人们改善进食习惯，包含了CBT对行为的解释和教育的元素，但没有更加复杂的认知元素，所以它比完整的CBT更简单。自助方案可以通过两种途径来运用。

1. 纯自助：单独使用自助方案，不获取额外的支持。
2. 指导式自助：在额外的支持下使用自助方案。这些支持并不需要来自非常有经验的治疗师，因为他们的作用是帮助患者最大限度地从自助方案中获益。因此这是"方案引领"式治疗，而不是"治疗师引领"式治疗。

上述两种自助的形式已经被广泛研究，主要的研究结果总结如下。

1. 针对暴食问题的自助方案中，《战胜暴食的CBT-E方法》是研究得最充分的。实际上，它可能是所有类型的自助方案中研究得最充分的。

   > 《战胜暴食的CBT-E方法》是研究最多的自助项目。

2. 一般来讲，指导式自助比纯自助更加有效，尽管有些患者能自我疗愈。
3. 指导式自助对暴食障碍和相关状态的治疗显著有效（例如，参见专栏13）。
4. 关于利用指导式自助治疗神经性贪食和非典型性进食障碍的研究比较少，结果不太一致。这就是说，指导式自助对相当多的案例是有效的。

专栏13 反复暴食的指导式自助

123位反复暴食的患者（大多数符合暴食障碍的诊断）被随机分配，接受指导式自助，或者由健康维护机构（health maintenance organization，HMO）提供常规治疗。在《战胜暴食的CBT-E方法》的初始版本中，指导式自助所要依从的方案是由初级"治疗师"提供的8次25分钟的访谈，共12周。患者在治疗前和完成治疗后6个月、12个月接受评估。

与HMO的常规治疗形式相比，尽管指导式自助的干预很简短，但更多患者停止了暴食（64%对比45%）。他们也报告了对于节食、体形、体重等方面的担忧和抑郁明显改善。

资料来源：Striegel-Moore R. H., Wilson G. T., DeBar L., Perrin N., Lynch F., Rosselli F., & Kraemer H. C. (2010). Cognitive behavioral guided self-help for the treatment of recurrent binge eating. *Journal of Consulting and Clinical Psychology, 78,* 312–321.

指导式自助比起更传统的治疗形式具有很多的优势，包括价格相对便宜，以及由于不需要很有经验的治疗师，所以获得治疗也更容易。纯自助则有更多优点，因为它完全避开了获取治疗方面的一些障碍，包括费用、当地缺少治疗资源、难以参加会谈。另外，纯自助的方式允许患者以适合自己的时间、地点和节奏接受"治疗"。最后，同样重要的是，它还有增强自我效能感的优势。总之，自助的两种形式都有很多优点，值得被推荐。

何时使用自助式治疗

从有关暴食问题治疗的研究中，我们能得出什么结论？自助式治疗如何使用更恰当？

需要强调的最重要的一点是，如果你或者你认识的某个人因为暴食问题寻求专业帮助，那么请选择一对一的CBT，更为理想的是，选择CBT-E（www.credo-oxford.com提供了关于治疗的最新信息）。这对大多数人会相当有效，且大多数情况下获得的改变是持久的。然而，必须强调的是，有些人没有改善或仅获得有限的疗效，这些人需要额外的帮助。另一方面，也有相当数量的人使用更简单的方式就能获益，例如纯自助或指导式自助。

　　根据研究结果，采用"阶梯式"治疗方式似乎是合理的。首选简单的治疗方式，只有当简单的方式被证实无效时才使用更加复杂的方式。因此，对于反复发作暴食的案例，治疗分如下两步：

- 第 1 步：自助方案（纯自助或指导式自助）。
- 第 2 步：一对一治疗，最好采用 CBT 或者 CBT-E。

　　该策略基于循证依据，适用于所有类型的暴食问题，除非存在体重过低。如果你有低体重的问题（即 BMI 值低于 18.5；参见"做好准备"中的表 8，第 107 页），应寻求专业意见，因为仅靠自助式治疗是不够的。

为什么使用自助方案

　　为什么要使用本书第二部分的自助方案？原因有两个。第一，正如前面已经提及的，《战胜暴食的 CBT-E 方法》最初版本的自助方案是现有的治疗方案中得到最充分研究和验证的。第二，新版方案纳入了对暴食问题的理解的新进展，这些进展反映在发展 CBT"强化"版本，即 CBT-E 中。CBT-E 包含了对进食问题进行概念化的新方法，改善了恢复对进食的控制的方法，在对体形和体重的担忧的处理方法上更加成熟，且更多地强调了对复发的预防。本书第二部分的自助方案其实就是 CBT-E 的自助版本。

第二部分

针对暴食的
强化自助方案^①

---

① © 2013 by Christopher G. Fairburn。此方案的初始版本和新的强化版本均是在惠康信托基金的支持下开发的。

做好准备

　　我从头到尾阅读了治疗方案，立刻就知道它非常有意义。我在一个又一个要点下面划线。它不是简单地说"吃这个"和"不吃那个"，而是解释了如何实实在在、一步一步地走上正确的轨道。我受到激励，因为它理解我的问题。它是我在寻找的，也是我所需要的帮助。

　　除非患者真心地想要改变，否则任何自助方案都不会成功。所以，这就是我们开始的地方。即使你确定自己想改变，我还是建议你阅读本章，因为这会进一步激励你。

为什么要改变

　　当步入中年，我极悲伤地意识到，我已经耗费了许多精力来控制体重和进食，以及由此带来的暴食的痛苦。我本可以用那些精力来做一些有成效的事情，如人际交往、阅读、写作。我不知道我可以做什么，但是我不希望自己的墓志铭是"珍妮希望她变瘦"。最后，就是这使我下定决心要改变。

　　在你读到这里的时候，你应该知道自己是否有暴食问题（如果之前还不明确的话）。如果你有暴食问题，关键是你是否想要改变。你想要停止暴食吗？改变肯定是可以发生的：重新开始正常地进食是可能的；享受进食，而不是带着后悔和内疚去进食，是可能的；愉快地与别人一起用餐也是可能的。

正如我们在第一部分所讨论的，暴食对某人生活影响的严重程度是因人而异的。只有你才知道改变的需求有多迫切。因为动机会摇摆，所以以一套稳定的指导方针来判断改变的益处通常会有帮助，它不会受进食问题波动的影响。此外，如果你有很长的暴食史，可能你已经为了适应这个问题而调整了自己的生活。如果是这样，你需要考虑这样的调整是否正确。

尝试改变的好处

造成我难以下决心改变的困难之一似乎是自我放纵，毕竟很多人都存在进食和体重的问题。但我必须面对的事实是，这个问题比它看上去更具有危害性——它影响了一切。当我带着这个问题时，我不可能做我自己。

我们从拟定一份清单开始：列出改变可能带来的好处。为帮助自己做到这一点，你可以问自己以下几个问题。

如果我停止暴食：
- 我会对自己感觉更好吗？
- 将会提高我的生活质量吗？
- 我的身体健康会改善吗？
- 会有其他人受益吗？

一旦停止暴食，人们常常惊讶于他们感到有多好。

一旦停止暴食，人们常常惊讶于他们感到有多好。即使轻微的暴食问题也能对生活的很多方面产生微妙的负面影响。你可能有时莫名地急躁易怒，你的注意力不如以前好，你回避本想参加的社交活动（参见第 4

章），你的躯体健康受损（参见第5章）。你可能没有意识到这些就是暴食问题的直接结果，并且会随着它的改善而得到解决。改变的另一个好处是对精神面貌和自我形象产生的影响：很多人发现，改变恢复了他们的自尊和自我价值感。就像我在第4章中提到的，帮助人们克服暴食问题最令人满意的方面之一，是当问题逐步消失时，掩盖在问题下的人们真实的一面就会浮现出来。抑郁、紧张、易激惹会消失，注意力得到改善，原有的兴趣（也许已被遗忘）会恢复。

看得长远些也很重要。我建议你再复习一下第101页上的引文。本质上讲，珍妮不想浪费她的生命。带着这样的想法，请你问自己以下四个问题。

- 我暴食有多久了？
- 它占用了我多少时间？
- 不必要的花费有多少？
- 我一直在围绕暴食调整自己的生活吗？

当然，如果你控制好了你的进食，自然将更好地控制你的体重。

> 如果你控制好了你的进食，自然将更好地控制你的体重。

对一些人来说，最能说服自己停止暴食的理由是可以停止催吐和滥用泻药对身体造成的伤害。当你停止做这些事，你就能期待正常的饥饿和饱腹感逐步地恢复、精力得到改善以及整体幸福感得到提升。

如果你恢复对进食的掌控，你生活中的其他人——朋友、家人和同事——也将从中获益。你将会停止不可预知的烦躁易怒和情绪化，将不再对进食那么小心翼翼，对体形和体重也没那么敏感，你与别人在一起将会变得更开心。你会腾出更多的时间，给自己、给工作以及给其他人。因此，你的人际关系和工作表现会有提升。

尝试改变的坏处

在整理了"改变的原因"清单之后，你应该考虑一下可能的坏处。也许你会有一些值得与好处权衡的相对的坏处。如果改变没有成功，你会感觉如何？也许，你宁愿什么也不做，也不愿冒失败的风险。虽然这样的态度是可以理解的，但并不可取。因为在适当的帮助下，你完全有理由期待暴食问题得到改善，即使不是所有的问题都得到解决。而且，如果你决定使用这个自助方案，并坚定不移地去努力，就不可能失败。如果问题没有改善，那也仅是这个方案不适合你；是方案失败了，而不是你。如果出现这样的情况，那么你还有很多其他可选择的方案，我们将会在后文中讨论。

要注意的另一点是，克服一个问题的难易程度也是评估这个问题严重程度的好方法。如果你发现自己能轻而易举地停止暴食，那么至少你已经知道问题是可以被克服的。反之，如果你发现自己不容易改变，那么你将会知道它是一个严重的问题，也许比你想的更严重。这样的话，你也许应该比之前更严肃地对待它。

如何改变：各种选择

假设你已经决定要解决暴食问题，接下来应该做什么？在第8章，我们考虑了主要的选项，大体上有四个。

1. 寻找专业帮助。很多专业人士能帮助有暴食问题的患者，包括心理学家、精神科医生、全科医生、营养师、社会工作者、护士，以及其他人。他们中不乏这个领域的专家。附录1提供了寻找当地专家的指南。
2. 参与自助小组。很多这样的自助小组都很棒，但不幸的是，有些小组不是。有些自助小组对暴食问题以及如何解决暴食问题的看法本身是有问题的。有些小组更多地帮助患者与问题共处，而不是克服问题。在你加入自助小组之前，尽可能多地调研。如果你决定加入某个小组，你要判断它是否适合自己。请记住，如果这个小组不适合自己，你可以随时离开。
3. 使用本书的自助方案。无论你是男性或女性，单身或已婚，独居或与其他人同住，你都能使用本书的自助方案。只有当你符合任意一种后面提到的不适用的情况时，你才应该拒绝该方案。

4. 专业帮助和自助相结合。包括两种做法。其一是你自己使用本自助方案，同时接受其他种类的治疗，例如聚焦于自尊或人际关系的治疗。只要你与治疗师讨论过，这就是一个很好的治疗计划。治疗师必须获得充分的告知，以防在自助方案和他提供的帮助之间存在冲突。

其二是在第8章提到的"指导式自助"。你在治疗师的支持和指导下实施本书的自助方案。在这种情况下，治疗师（有时称为**引导者**、**指导者**或**教练**）帮助你监测自己的进度，给予你鼓励，在你遇到困难时指导你找到解决方案。

决定哪种选择对自己最好

如果你认为自己需要专业帮助，就应采取措施去寻求专业帮助，本自助方案不应成为你寻找专业帮助的阻碍。

不过，不管有没有专业帮助，本方案都适合绝大部分有暴食问题的人。但是，我必须强调，战胜暴食问题并不容易，通常需要付出许多的努力。三心二意的尝试往往不会成功。因此，我敦促你暂时搁置对该自助方案的任何怀疑（因为它有着强有力的循证依据），尽你最大的努力去遵循它。

什么时候开始

如果你已经决定改变，但还在犹豫是否要投入其中，最好的建议就是破釜沉舟，开始行动。然而，有一点需要注意：如果你能预见在治疗过程中会有重要的让自己分心的事，那么最好推迟开始。如果你打算迁居、换工作、结婚、生孩子或者度假，那么就推迟开始，直到让自己分心的事情过去或者至少它的影响已经减弱。这一点适用于任何形式的帮助,尤其是本方案。

为了让本自助方案发挥最大的功效,你至少需要在几个月内能够集中心思,否则是不够的。

什么时候自助不适用

如果存在下面的任何一种情况,你就不应使用此自助方案。

如果你是低体重。 如果你的BMI(参见专栏3,第20页)数值低于18.5,你就属于低体重。表8提供了当BMI值为18.5时,各身高对应的体重。如果你的体重低于身高对应的体重值,除非对进食问题有深入了解的治疗师建议你使用此方案(参见附录1),否则你就不应使用。本身而言,如果你是低体重,本方案就不太可能帮到你。

如果你有严重的躯体疾病。 如果你有会因进食习惯改变而受影响的躯体疾病,你就应该在内科医生的指导下使用本方案。此建议尤其适用于糖尿病患者。

如果你怀孕了。 怀孕的女性应首先与产科医生讨论,否则不应使用本方案。

如果你怀疑自己的躯体健康受暴食问题的影响(参见第5章)。在这种情况下,在开始本方案之前,你应该咨询内科医生并做健康检查。只要做到了这点,并向内科医生充分告知了治疗方案,通常就可以开始使用本方案了。

如果你有明显的抑郁或者意志消沉。 如果你有这样的感觉,就无法集中足够的精力和以乐观的精神来充分使用本方案。在此情况下,你应该寻求专业人员的建议,并且要提及你的暴食问题。一旦情绪改善,你就可以很好地从此方案中受益。

表8　你是低体重吗？

身高[a]（英尺、英寸）	体重[b]（磅）	身高[a]（英尺、英寸）	体重[b]（磅）
4'10"	89	5'8"	122
4'10 1/2"	90	5'8 1/2"	124
4'11"	92	5'9"	125
4'11 1/2"	93	5'9 1/2"	127
5'0"	95	5'10"	129
5'1/2"	97	5'10 1/2"	131
5'1"	98	5'11"	133
5'1 1/2"	100	5'11 1/2"	135
5'2"	101	6'0"	137
5'2 1/2"	103	6'1/2"	138
5'3"	105	6'1"	142
5'3 1/2"	106	6'1 1/2"	143
5'4"	108	6'2"	144
5'4 1/2"	110	6'2 1/2"	146
5'5"	111	6'3"	148
5'5 1/2"	113	6'3 1/2"	150
5'6"	115	6'4"	152
5'6 1/2"	117	6'4 1/2"	154
5'7"	118	6'5"	156
5'7 1/2"	120	6'5 1/2"	158

注：[a] 脱鞋；[b] 脱鞋，穿轻便的家居服。

本表格列出了不同身高对应的体重，每一组对应的体质指数（BMI）值均为18.5。本表格适用于18~60岁的男性和女性。为了明确是否是低体重，你可在表中找到自己的身高，再查看与身高对应的体重值。如果你的体重低于该值，则你的BMI值就低于18.5（如果你使用的单位不是英尺、英寸和磅，可参考附录2的表格，查找BMI，或者从互联网上的多种BMI计算方法中进行查找）。

1英尺 =0.304 8 米；1英寸 =0.025 4 米；1磅 =0.453 6 千克。

如果你有明显的酒精、药物滥用问题，或者反复自我伤害。在这种情况下，你最好寻求专业帮助，因为单靠此方案可能并不足以帮到你。

我的体重将有什么变化

正如我们在第4章讨论的，大多数有暴食问题的患者对自己的外形和体重高度担忧。因此，可能你会想知道，遵循此方案后体重会发生什么变化？回答是：通常体重变化很小，或者没有变化。第5章（第60页）解释了原因。有些人的体重会减轻，有些人的体重会增加，对个体而言，无法预测将会发生什么。如果你通过自己的努力导致体重较轻，你可能需要增加一些体重，因为继续节食和暴食之间很难相容。另一方面，如果从医学角度你已经超重（参见专栏3，第20页，以及附录2），尽管体重增加几乎是不可能的，但预测将来仍不容易。

在这个阶段，我建议你集中精力克服暴食问题，同时接受这期间体重发生的任何变化。如果这似乎太过困难，试着在一段时间内，例如开始后的一个月内，将体重问题放在一边。一个月之后，对进食和体重进行核查，评估进展。这时，你将能更好地决定自己是应该聚焦于暴食问题还是体重问题。

当然，你完全可以在执行该方案的过程中监控体重。有关如何监控的建议将在"第1步"中给出。

如何使用本方案

本方案由一系列"步骤"组成，与本方案基于的认知行为治疗一样，这些"步骤"环环相扣，即每一步都建立在前一步的基础上。因此，只是对本方案稍加琢磨，执行时"三心二意"，这不是个好主意。相反，你应该自始至终遵循本方案的指导；但在开始之前，你一定要先阅读本书第一部分的第1章、第4章和第5章。本方案是建立在假设你已经阅读了上述章节的基础上的。

　　这里要说明的是，方案中的部分元素可能与你无关。本方案是为所有存在暴食问题的人设计的，而在第一部分里解释过，暴食问题在性质和严重程度上变化多端。绝大多数有暴食问题的人也会节食，而且经常是严格节食，但是也有人根本不节食。类似地，有些人高度担忧自己的体形和体重，而另一些人却并不担心。有些人是完美主义者，做事严谨，而另一些人做事却混乱无序。有的人会催吐或者服用泻药或利尿剂，也有人不会。正如第4章中解释过的，所有的特征都以它们自己的方式促进了暴食问题的持续，而这些都是本方案要涉及和处理的。基于此，本方案有多个组成部分，有些并不适合你。大多数情况下，什么适用、什么不适用是显而易见的。不过，如果你遇到不确定的地方，最佳策略是假设它是适用的，并遵循它。

> 你应该自始至终遵循本方案的指导。执行时"三心二意"可不是好主意。

> 你一定要先阅读第1章、第4章和第5章。

> 并非所有的方案内容都与你有关。

助你成功的技巧

　　坚持，特别是在难以遵循建议的时候。通常，当你发现越难遵循建议的时候，你越应该去遵循它。如果你感觉困难，常常是因为当下你正在直接面对最强有力地维持暴食的那个过程。

> 越难遵循建议的时候，你越应该遵循。

　　请记住，你不需要永远按照方案的要求去做。为了摆脱暴食问题，你需要做很多事情，其中只有一些需要长期保持。这些事情是因人而异的，在方案进行到后期再去确认。

　　执行过程中切忌匆忙。按照方案的节奏前进，因为经验表明这样做的效果最好。

有时候，你可以在某个步骤里再多花上一周左右的时间，看看还能多做些什么，这不失为一个好主意。如果你遇到了挫折，明智的做法常常是返回到上一个步骤。

一般来讲，完成这个方案并最大限度地获益需要花4~6个月的时间。一些人能够快速地改变，另一些人则进展较慢。关键的是你是否正在取得进步。如果你的方向是正确的，那么就适合继续进行下去。但是，如果你已经到达第5步，并且还没能从中获益，就需要寻求方案外的帮助。当你在某个步骤中卡住时这同样适用。

> 一般需要4~6个月才能完成本方案。

不要期望一蹴而就。不要因为效果不够显著就失望。变化需要时间，暴食问题不可能在短短几周内就得到解决。

不要指望取得进步的过程既顺利又稳定。进步时断时续是正常的。有时，事情可能进展顺利，有时它会卡顿，有时甚至会倒退，问题似乎变得更糟。在方案实施的过程中，你需要监测进展情况，这样才能识别、处理前进道路上的任何障碍物。

不要指望一停止暴食，暴食冲动就会消失。即使你已经完全停止了暴食，你仍会不时体验到暴食冲动，这些冲动将持续数月。不要因此而泄气。暴食冲动是由过去曾经触发过暴食的情境激起的，而本方案会帮助你对抗这些冲动，直至它们淡出你的生活。

一定要坚持每周都进行"回顾总结"。规律地通过"回顾总结"来评估自己的进展是本方案不可或缺的组成部分。在暴食被很好地控制之前，你需要每周做两次"回顾总结"，之后可以每周做一次。提前定好时间是个好主意，可以将之等同于和治疗师的约谈，只是在此时，你就是自己的治疗师。尽量留出15~30分钟的时间用于"回顾"。这很重要，你不应该允许其他活动优先于它（每个步骤的结尾处都有关于进行"回顾总结"的指导）。

> 规律地"回顾总结"是本方案不可或缺的部分。

　　考虑寻求他人的帮助。很多人会自己使用本方案，但也有人也会寻求外界的帮助。帮助者有两种类型，其作用是不同的。你可以选择朋友或亲人，他们主要的作用是在困难的时候提供支持和鼓励。此类帮助者应做到只有在你向他们求助时才出手。你也可以寻求治疗师的帮助，与他建立专业的关系，而不是私人关系。治疗师的角色可以比朋友和亲人更主动，他们可以按照第8章（第95页）列出的提纲监督你对方案的使用情况。为了提供支持，两种类型的帮助者都需要熟悉本方案（附录5为亲人和朋友提供了指导，附录6是治疗师指南）。

第1步　好的开始

第1步：好的开始
自我监测
每周称重

第2步：规律进食
建立规律的进食模式
停止催吐、滥用泻药或利尿剂

第3步：替代暴食的方法
以替代性活动代替暴食
确认体重的改变

第4步：解决问题
练习问题解决

第5步：总结与评估
回顾进步
确定其他需要解决的问题

节食模块
处理严格的节食

体像模块
处理对体形的担忧，处理体形检查、体形回避、感觉胖

好的结束
保持进步
应对挫折

现在，你准备好要开始实施方案了。但在开始前，请记住，本方案设定的前提是你已熟悉本书第1章、第4章和第5章的内容。重温你的记忆，这很重要。做完这些，你就可以准备好开始进行第1步了。第1步包括两个部分，自我监测和每周称重。

> 本方案假定你已经熟悉第1章、第4章和第5章的内容。

开始自我监测

自我监测是方案的核心，它的基本目的有两个。

通过监测，提供有关进食问题的重要信息。你也许会说："我太了解这些问题了。"当然，某种意义上，这是事实。但是精确的监测几乎总是能让你注意到一些以前未曾注意的特点。监测会给出以下这些问题的答案。

- 确切地说，我暴食期间吃了什么？它们与我在其他时间所吃的食物相比较是怎样的？暴食的食物中包含了我正在努力回避的食物吗？
- 确切地说，我的暴食什么时候发作？存在可预测的模式吗？例如，总是在晚上发作吗？工作日与周末有所不同吗？
- 我的暴食有诱发因素吗？它在哪些特定的情境下容易发作？它是在我感到厌烦、抑郁、孤独或焦虑的时候发作的吗？
- 我的暴食看起来有什么功能吗？例如，能缓解紧张感吗？它是我自我惩罚的方法吗？

你需要以上这些问题的答案以战胜暴食，我会在后面解释为什么。

监测也能帮助你改变。如果应用得当，监测也可以帮助人们改变。当你精确监测

自己的进食时，会逐渐发现表面看来属于自动化的、失控的行为其实并非如此。在任何你感到紧张或愤怒，或者打破了进食规则的时候，你都不一定非得暴食。过去你只是太习惯了，以至于好像必须这样做，无法做其他事。依照建议的方法进行监测，你会发现除了暴食，你还有其他选择。监测会帮助你改变。

为何你应该毫无保留地监测

你可能会发现自己很抗拒监测。也许你有保留意见。

- 我以前做过进食记录，但并没有帮助。你以前不太可能是按照本方案建议的方法进行监测的。努力尝试一下，看看会发生什么。
- 监测听起来好像太麻烦了。你可能觉得自己太忙了，或者你的生活方式让监测变得不可能实施。确实，监测需要投入时间和精力，但是我还没有遇到过哪个人的生活方式是真的无法监测的。你对监测的意愿也是对你承诺改变的考验。
- 我的进食太令我难堪了，我没法监测。如果你有这样的感受，那么监测真的会很困难。然而，如果你打算克服暴食问题，那么除了面对它，你别无选择，监测就是第一步。在几周内这就能习惯成自然，知道这一点也许对你有帮助。
- 监测将会让我变得更专注于进食。的确如此，但这只是短期的（几周）效应，它很快就会消退。无论如何，这种专注是建设性的，因为它使你将精力集中于如何战胜暴食问题。

如何使用监测记录表

图 15 是一份空白的监测记录。你可以从网上下载此表①。你需要每天用一份新的记录表，无论走到哪儿都要带着它。你可能会想要用智能手机或者其他的电子设备来

---

① 该表英文版请从 www.credo-oxford.com 下载，简体中文翻译版请扫码下载，详情参阅目录后的说明。——译者注

星期（　　　）　　　　　　　　　日期：

时间	进食的食物和饮料	进食地点	*	V/L	情境、想法和感受

图15　空白监测记录表。购买本书后，此表可影印或下载（详情请参阅目录后的说明）。

记录进食。这不是个好主意。使用这类设备时，人们会记录自己吃了什么和什么时间吃的，但往往不太会记录其他重要的事情，比如当时的情境、伴随的想法和感觉。表9是监测记录的一些填写说明。

表 9　监测记录表填写说明

尽最大努力做到准确，在事情发生后尽快记录，换句话说，努力"实时"记录

第 1 列： 此处注明时间，任何吃或喝的行为发生的时间

第 2 列： 此列如实记录吃、喝的内容，包括你在暴食中摄入的每一样东西；不要遗漏；不要记录热量，而是简单描述吃和喝的东西，尽可能在吃喝过后立即记录，越及时越好；试图回忆几小时前吃喝的内容并不可靠，那不会有助于改变；例如，如果你外出吃饭，最好在上菜的间歇做记录，也许可以暂时离开以便获得私人空间；只有这样，监测才会帮助你改变行为；在第 2 列中还要用括号标出那些你认为是"正餐"的进食事件，不要对零食或其他进食事件做标记

第 3 列： 此列注明进食行为发生的地点；如果是在家里，要具体到哪间屋子

第 4 列： 对你认为是超量的进食事件的，在此列对应处加一个星号；这样，暴食可以通过一连串的星号来识别

第 5 列： 当你在进食事件之后有催吐（vomiting，V）、滥用泻药（laxatives，L）或利尿剂，在此列的对应处标记 V 或 L

第 6 列： 此列有点儿类似日记，记录任何对进食有影响的事情；例如，对应于第 4 列标记的每一个星号，你都应在此列记录当时的情境，目的是识别每次过量进食发生时的诱因；也许你刚刚与某人发生了争执，正在生气，或者感受到进食的社交压力；每次称重后的体重也应记在此列

图16是一位神经性贪食女患者完成的监测记录。你能发现她几乎什么都没吃，直到晚上发生了一次暴食。图17是一位暴食障碍患者的记录，能看出在典型的过量进食的基础上叠加的暴食。

星期（　二　）　　　　　　　　日期：6 月 18 日

时间	进食的食物和饮料	进食地点	*	V/L	情境、想法和感受
6:30	黑咖啡 1 杯水	卧室			整夜未眠，感觉自己又胖又丑。
11:45	黑咖啡 2 杯水	员工休息室			今天不会暴食！ 开始感到饥饿，所以又多加了 1 杯水。
2:15	1 杯中杯无糖可乐 半个甜甜圈	员工休息室			天啊！为什么他们总提供甜甜圈？不过我只吃了半个，所以还行。
3:30	4 个甜甜圈	员工洗手间	*		为什么我吃了 4 个甜甜圈？无法自制，不想让任何人看到我。感到糟糕，肥胖。
6:15	1 杯中杯无糖可乐 1 杯水	厨房			我今天不会再吃东西了。
9:30	皮塔饼和鹰嘴豆泥 3 个肉桂葡萄干百吉圈 6 勺花生酱 15 块奥利奥饼干 半加仑香草冰激凌 3 把坚果 1 瓶大瓶无糖可乐	卧室	* * * * * *	 V V	我讨厌自己。我没有意志力，感到极其孤独。 早早地上床，以免再吃东西。

图16　一位神经性贪食患者的监测记录。

星期（ 四 ）   日期： 4 月 20 日

时间	进食的食物和饮料	进食地点	*	V/L	情境、想法和感受
8:10	原味百吉圈，黄油 脱咖啡因咖啡	厨房			
8:25	半个百吉圈，黄油 脱咖啡因咖啡	厨房	*		很好吃的百吉圈，但是……
10:20	1 块葡萄干松饼 脱咖啡因咖啡	办公桌旁			整个早上都在想着吃。
12:00	中号意大利辣味香肠 比萨饼 大杯无糖可乐	员工餐厅			感到有些恶心，真的很饱。 我胖死了。
3:00	2 个甜甜圈 脱咖啡因咖啡 2 个甜甜圈	办公桌旁	* *		必须停止买这些食物。它 们太好吃了。
6:30	大包装薯片 无糖可乐 2 个蘸花生酱的原味百吉圈 1 大块巧克力蛋糕 无糖可乐	厨房：站着吃	* * *		疲惫地开车回家，烦躁不 安，无事可做……就开始 吃……无意识地吃。刚开 始很享受。
7:15	3 块奇巧巧克力 脱咖啡因茶 6 勺巧克力冰激凌 1 杯樱桃味酸奶	厨房	* * *		我又开始了，好绝望，我 丧失了自控力。
9:00	2 杯脱咖啡因茶				

图17　一位暴食障碍患者的监测记录。

开始自我监测：做什么

按照描述的方法开始监测，但不要马上尝试改变进食。通过准确地监测开始本自助方案非常重要。你将会在"第2步"里改变进食。监测需要成为习惯，因为在整个方案实施期间，你都要持续进行监测。不要在某些日子里中断监测（或者中断方案的执行），同时还要确保不要在记录中漏掉暴食。这可能很困难，但是对自己坦诚是很重要的。要战胜暴食，你必须面对所有的问题，而不是过滤问题，自我麻痹。

将监测记录保存在某个私密的地方，把它们放在一起，这样你就能回顾它们。随着时间推移，回顾记录会让你慢慢地觉察到改变（如果你选择使用之前提及的指导式自助，你需要与治疗师一起回顾你的监测记录）。

我们以监测开始整个治疗方案，3~4天后将进行首次回顾总结（这部分稍后阐述）。

每周称重

绝大多数有暴食问题的人都关注体重，也就是体重秤上的数字，这常常是他们主要关注的问题。知道自己的体重对他们来说非常重要。正如我们在第4章中讨论过的，很多人会在一段时间内频繁地称重，有些患者一天要称很多次。不过，这样频繁地称重可能会让人难以忍受，结果部分人就转为根本不称重，但同时对自己的体重仍高度关注。

按照本方案治疗，你的进食习惯会发生改变，因此你自然会想知道体重发生了什么变化。也许你会害怕知道体重，但是回避它并不是个好主意——你既承受了极大的恐惧，又什么信息都没得到。比较好的做法是随着本方案的推进监测体重。最好是每周称重一次。不要太关注单次的体重数值，正如我们在第5章讨论的（第55页），体重每天都会波动，甚至在一天中也会波动，并且这与体脂变化无关。因此，单次的体重数值可能会误导你，因为你可能刚好是在体重位于峰值或谷底时称的。相反，你要关注的是体重随时间进展呈现的变化趋势，这最少需要通过几周的时间来判断（例如，通过3~4个每周一次的体重监测值）。因为只有这样，你才能从体重每天都会波动的背景中识别出真正的变化。

　　明确体重变化情况的一个好方法是将每次的体重数值绘制在体重图上。图18是某位女性在遵循本方案8周期间的体重图。总体上，她的体重看起来没有改变，虽然有些波动（绘图用的方格纸可从网上下载，如www.printablepaper.net/category/graph）。

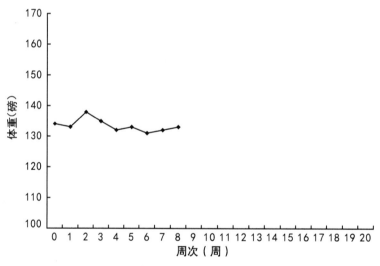

图18　某人参与方案8周的体重图。

养成每周称重的习惯：要做什么

　　开始每周给自己称重一次，选择一个固定的早上称重。最好选择工作日，这样就可以在周末仔细回顾已经发生的改变。尽量不要在每周固定的称重时间之外自行称重。

　　很多人发现自己难以遵循这样的建议。一方面，如果你习惯于每周称重超过一次，减少称重频率对你来说可能不那么容易。你可能会担心体重在毫无察觉的情况下上升。另一方面，如果你回避称重，你可能担心重新开始称重会导致自己变得过于关注体重，结果会越来越频繁地想要称重。不管你有哪种担心，都要尽你的努力每周称重一次，只称一次，在固定的时间。

你可能需要买一个体重秤。普通的家用体重秤完全足够。为了尽可能获得准确的数字，有些人总是裸着称重，其实不需要如此。正如我已经强调过的，由于水合作用和其他因素的影响，包括一个人的肠道状态，体重秤上的单次读数说明不了什么问题。穿着轻便的居家服称重绝对是可以的。

如果在计划好的称重时间之外，你还有称重的冲动，就将秤放在看不到和不太容易够着的地方，这样抵制想称重的诱惑会容易些。

对第1步的回顾总结

对第1步的回顾总结应聚焦于第1步的两个组成部分：自我监测和每周称重。首次回顾总结要在开始遵从指南第1步的3~4天后进行，第2次回顾总结在接下来的3~4天后再进行。

对第1步的回顾总结每次都包括两个部分。第一是重新阅读第1步的内容，以提醒自己正在努力做什么，第二是问自己以下4个问题。

1. 我一直在自我监测吗？如果回答是"是"，你就已经有了好的开始。如果回答是"没有"，那就是你需要认真对待的问题。仔细考虑你没有自我监测的原因，也许要重新阅读自我监测的重要性的有关内容（实际上，每隔一段时间就重新读一遍整个方案是个好主意。重新阅读那些你陷入困境或者进步有限的章节尤其重要）。

   也许你应该重新想一想决心改变带来的利和弊。如果利大于弊，你应该对自我监测做出新的承诺，因为没有自我监测，你不太可能取得明显的进展。请记住，自我监测可以提供重要信息，并帮助你改变。

2. 我能改进自我监测吗？研究一下自己的监测记录，看看是否有改进的空间。你已经遵循了所有的指导吗？例如，你的自我监测精准吗？你已经尽可能地在进食后立即写下所有吃和喝的东西了吗？你对正餐部分加以标注了吗？你按照填写说明的要求加星号了吗？你完成第6列的记录了吗？

3. 我是每周称重一次的吗？如果是这样，那非常棒！你应该在记录表的第6列记录数据，在总结表上同样也要记录（这个后面会介绍）。如果你称重的频率高于每周一次，则应考虑原因——你可能需要把体重秤放在看不到或者不容易够到的地方。如果你压根儿没称体重，也要找出原因。请记住，你选择实施本方案是为了对进食重新获得控制感，在这个过程中，你的体重可能因此发生变化。知道发生了什么，比将头埋入沙子中充当鸵鸟要好得多。

4. 从自我监测中能否看出我有哪些明显的进食模式？尽可能细致地回答以下问题。这样做能增进你对自身的暴食问题的理解，并突显那些需要改变的地方。

- 我有暴食吗？它们有什么共性吗？它们是在一天的同一个时间段发生的吗？诱发因素是什么？我能识别这些因素吗？

- 我暴食时吃了什么？这些食物有什么特征吗？我为什么选择吃这些食物？它们是我在其他时间回避的食物吗？

- 暴食之外我都会吃些什么？我试图通过任何方式限制进食吗？我有没有延迟或者回避进食？我有正常吃三餐吗？

- 所有的日子我都一样吗？还是有什么区别？是不是某些日子在节食，某些日子在暴食？

决定何时进入第2步

最好不要在首次回顾总结后立即进入第2步，而应在第2次回顾总结时（3~4天后）问自己同样的4个问题。

- 我一直在自我监测吗？
- 我能改进自我监测吗？
- 我是每周称重一次的吗？

- 能看到有哪些明显的进食模式吗?

做完这些,你就可以在总结表上进行第1次记录了。图19是空白总结表(可以影印或从网上下载,详情请参阅目录后的说明)。你将在方案进行的过程中使用总结表记录进度,并决定什么时候向前推进。

表10给出了完成总结表的指南。总结表要在每周末的时候填好。

周	暴食（B）	催吐/导泻(V/L)	改变日（CDs）	体重（Wt）	事件或需标注的 其他要点
1					
2					
3					
4					
5					
6					
7					
8					
9					
10					
11					
12					
13					
14					
15					
16					
17					
18					
19					
20					

图19　空白总结表。购买本书后,此表可影印或下载(详情请参阅目录后的说明)。

表 10   总结表填写说明

第 1 列： 此列填写的是你已经进入治疗方案几周了；你现在完成了第 1 周

第 2 列： 此列记录在最近 7 天中你的"暴食次数"（B）；你应该从监测记录中获得数据

第 3 列： 此列记录你为了控制体重实施极端方式的次数，比如催吐、滥用泻药或利尿剂（V/L）；不同的行为要分开记录；数据需从监测记录中获取

第 4 列： 此列记录本周内你的"改变日天数"（CDs）。改变日是指在这一天里你尽全力遵循了方案要求；因此，在现阶段，它指的是你在这一天里准确实施自我监测并坚持了每周称重一次的计划，它与当天是否暴食无关；随着方案的推进，改变日的定义也会变化

第 5 列： 此列记录体重（Wt）；如果一周内你称重超过了一次，则记录原计划称重那天的体重

第 6 列： 此列记录需要标注的其他要点，例如，当你从方案的某一步进入到下一步时要标注；也要标注显著影响进食的任何事件，如生病或者不在家

　　来看一看图 20，它是一张部分完成的总结表。显示了某人参与方案 6 周时的进度情况。现在看一看你的总结表：你已经有多少"改变日"了？如果有 6~7 天，就可以进入第 2 步了。第 2 步包括通读该步骤的内容并遵照执行，同时还要继续第 1 步的两个部分——自我监测和每周称重一次。反之，如果你的改变日少于 6~7 天，就要努力找出原因，继续完成第 1 步，直到 3~4 天后再次进行回顾总结。然后，再次检测你的进度，决定是否进入第 2 步。

　　最后，请记住，不要急于完成方案。这很重要。要想最大限度地从本自助方案中获益，你需要把每一步都认真做到位。

周	暴食次数（B）	催吐／导泻次数（V/L）	改变日天数（CDs）	体重（Wt）	事件或需标注的其他要点
1	9		4	142	开始第1步。
2	7		7	144	这周没上班。
3	4		5	143	进入第2步，这周好一些了。
4	1		7	139	很好的一周！约翰在这儿。
5	3		4	139	这周有点糟……需要更加努力。
6	1		7	140	本周好多了。周末与朱莉在一起。
7					
8					
9					
10					
11					
12					
13					
14					
15					
16					
17					
18					

图20　某人进入方案6周时完成的总结表。

第 2 步　规律进食

第 1 步: **好的开始**

自我监测

每周称重

第 2 步: **规律进食**

建立规律的进食模式

停止催吐、滥用泻药或利尿剂

第 3 步: **替代暴食的方法**

以替代性活动代替暴食

确认体重的改变

第 4 步: **解决问题**

练习问题解决

第 5 步: **总结与评估**

回顾进步

确定其他需要解决的问题

节食模块

处理严格的节食

体像模块

处理对体形的担忧,处理体形检查、体形回避、感觉胖

好的结束

保持进步

应对挫折

在处理暴食问题的时候，建立规律的进食模式是你能做出的最为重要的改变。30多年中的各项研究得出的最一致的发现之一就是：规律的进食模式，可以将大多数暴食"推到一边"。暴食从频繁发作变成间歇性发作或者完全停止发作。为达到这样的效果，很重要的一点是要遵循下文中的指南，所以请仔细地阅读。

建立规律的进食模式

你的目标应设定为每天吃三顿计划好的正餐，以及两三次计划好的点心。因此，你的进食模式应该是这样的：

- 上午8:00，早餐。
- 上午10:30，晨间点心。
- 中午12:30：午餐。
- 下午3:30：午后点心。
- 晚上7:00：晚餐。
- 晚上9:00：晚间点心。

确切的时间并不重要。

当采取这样的进食模式时，要记住四个要点。

提前计划。每天早上（或者前一天晚上），提前计划你吃正餐和点心的时间，并写在每天的监测记录表的顶部。在一天中的任何时间点，你都应该知道下一顿正餐或点心的时间。即使某一天的日程不确定，你也要尽可能提前计划。一旦你知道接下来的安排，就要去规划剩下的时间。

确保你吃了计划中的每一顿正餐和点心。尽量做到一顿不落。

（在此阶段）正餐和点心吃什么并不重要，只要你在餐后不催吐、不服用泻药或利尿剂就可以。吃你觉得放心的食物（稍后我将讨论这一点），并确保吃够量。

在正餐和点心之间，尽量不要吃东西。一天的时间将被正餐和点心分割开，它们就像时间之河中的一串垫脚石。这样，早餐和午餐之间就是上午；午后是午餐和午后点心之间的时间段；傍晚则处于午后点心和晚餐之间；晚上的时间被晚间点心分成两段。将长的时间段打破，分割成不超过3~4小时的更易管理的时间段，这有助于减少暴食频率。这是因为很多人面对较长的空闲时间段时更易于暴食。

对"规律进食"的进一步指导

你的计划应该是有弹性的，而不是僵化的。重要的是，你要根据自己的承诺，调整与之适应的正餐和点心时间，但还是要尽可能建立规律的模式。显然，精确的时间每天都可能有所不同，例如，工作日的时间安排可能不同于非工作日。

进食的时间应该取决于你当天的计划，而非饥饿感或者进食的冲动。媒体上的热门文章常常告诉我们，要倾听身体的信号，并根据信号开始进食。这种看似有益健康的建议忽略了一个事实，即对于暴食者，这些信号常常是混乱的。不规律地进食，尤其是在节食和暴食交替发生的情况下，破坏了控制饥饿和饱腹的正常机制，结果它们便不再是可用以指导进食时间的可靠信息。当然，当规律进食一段时间后，正常的饥饿感和饱腹感会再次出现——尽管这可能要花好几个月。这种情况一旦发生，你就可以在维持规律进食模式的基础上使用这些感觉来指导进食了。

正餐和点心的间隔时间尽量不要超过4小时。两次进食之间较长的间隔时间会使得进食的心理和生理压力攀升，最终可能导致暴食。因此，比较明智的做法是以规律的间隔时间安排进食，且最大的间隔时间为4小时。"4小时规则"可能的例外是上午，因为这是大多数人最不可能暴食的时间。如果你也是如此，就可以省掉晨间点心，因为这样做不太可能带来负面影响。

抵制对计划好的正餐和点心采取补偿行为的诱惑。即使计划好的正餐和点心多于你通常的进食方式，也无需采取补偿行为。因为遵照计划进食会降低暴食的频率，从而减少热量摄入。请记住，即使在用餐后立即催吐或服用泻药或利尿剂，都不可能抵消你所吃的食物中的全部热量，这是真的（如果你对此有所怀疑，请再次阅读第4章和第5章，以提醒自己这些方法是无效的）。

> 不需要针对正餐和点心采取补偿行为，因为遵照计划进食会降低暴食的频率，从而减少热量摄入。

有些人由于害怕体重增加而只吃很少的正餐或点心。这样做并不明智，因为那会给进食制造心理和生理压力，从而增加暴食的风险（我们在第4章讨论过）。即便采用规律的进食模式对体重有影响，也非常小。

吃什么。如前所述，正餐和点心具体吃了什么并不重要，只要你吃的量足够就行。如果你想得到有关吃什么的指导，最好的建议是食物种类多样化并且吃中等的分量。中等分量的大小可以从朋友或亲人的饮食习惯、食谱、盒饭上的标签来确定。如果有人帮助你执行本方案，你也可以询问他／她对合理食量的建议。重点是，吃什么不重要，只要餐后不进行催吐或服用泻药或利尿剂来补偿，并且只要吃的量够。

开始时，这样的进食模式可能会产生饱腹感。如果你习惯吃完饭去催吐或服泻药或利尿剂，这种情况尤其可能会发生。饱腹感几乎总是在1小时左右消退，而且通常几周后就没那么明显了。最好的处理方法是，进餐时间避免穿紧身衣，餐后1~2小时从事分散注意力的活动（遵循第3步中列出的流程，第139页）。

你的进食计划应该优先于其他活动。最好不要因为其他的活动打乱你计划好的正餐和点心。当然，有时候，你的计划需要调整，以适应重要的事务。例如，如果你得知道晚餐不得不推迟到晚上十点，那么切合实际的做法就是把之前计划好的晚间点心提前安排到午后点心和十点的晚餐之间。

如果出了问题，就努力即刻回到正轨。为了避免出现由于前面出了问题，就把一天中的剩余时间都放弃掉的情况，这一条建议尤其重要。这种"全或无"的反应方式只会让事情变得更糟，要努力尽快回到正轨。

如果你的进食非常混乱，你可能无法一次就成功采取该进食模式。如果你属于这种情况，可以逐步采取此模式，先从一天中最不那么混乱的时间段开始，通常是早上。根据上面的指南，从引进早餐和午餐（还可以有一次上午的点心）开始；然后，在接下来的几周，逐渐地引进其他正餐和点心，直到安排好整个进食模式。

图21展示了一位神经性贪食患者在本方案这一阶段所完成的监测记录。你能看到她在记录表顶端写下了当天计划什么时候进食，而且在坚持计划方面她做得很好。

规律进食：要做什么

继续自我监测的同时，采取该进食模式。不要指望这会很容易。你可能会遇到问题。例如，当不应该进食的时候你可能想吃东西；反之，当你应该进食的时候，你可能不想吃东西，尤其是在暴食之后。尽最大的努力，同时将你遇到的任何困难写在监测记录表中。下文列出的关于正餐、购物以及烹饪的建议可能会有所帮助。第3步和第4步会提供进一步的建议。

那就开始以这种方式进食，并且在一天结束后评估进展吧。接着可以做任何看上去合适的调整。例如，你可能发现晚间点心的时间太晚了，并没有实现把晚上的时间分成两段的作用。这样的话，可以试着将晚间点心的时间提前些。

还要记得在每周结束时完成总结表。在此阶段，"改变日"是指你准确监测，每周称重，无论是否暴食都尽可能坚持计划中的进食模式的一天。

星期（ 四 ）　　　　　　　日期：7 月 23 日

时间	进食的食物和饮料	进食地点	*	V/L	情境、想法和感受
	计划 早餐 —— 8:00 午餐 —— 12:30 午后点心 —— 3:30 晚餐 —— 7:00 晚间点心 —— 9:00				
7:40	橙汁	卧室			对此不是很确定。
8:10	1碗麦片 1小块麦麸松饼 脱咖啡因咖啡	厨房			不能吃太多，因为我要迟到了，而且我还在担心工作。
10:45	脱咖啡因咖啡	办公室			
12:35	火鸡三明治 土豆沙拉（小份） 苹果 脱咖啡因咖啡 2杯水	员工宿舍			土豆沙拉有点危险。午餐有点太多了，但这是计划好的。
3:15	苹果 无糖可乐	办公室			
7:00	一大片意大利辣味香肠比萨饼 香草冰激凌 —— 2勺 脱咖啡因咖啡	厨房	*		冰激凌不是计划好的……糟糕！
9:30	1小块苹果派	厨房			回到正轨。

图21　某患者执行方案4周时的监测记录表。

如何应对催吐

如果你仅在暴食后催吐，那么当你采取规律进食的时候，催吐行为就会消失。这是因为它与你的暴食相联系（参见第4章，第41页）——它将随着暴食的解决而得到解决。

在最初的几周里，在一些计划中的正餐或点心后，你可能会出现强烈的催吐冲动。此时，你应该尽全力分散自己的注意力，直到冲动消退（通常在1个小时之内）。你也可以和别人在一起，从而让催吐变得更加难以实施。

如果你不是在暴食后才进行催吐的，而你又无法打破这个习惯，你应该寻求专业的帮助，很难靠自己去克服这种进食习惯。

如何应对滥用泻药和利尿剂

正如我们在第4章中讨论的，部分有暴食问题的人会滥用泻药或利尿剂。这种滥用有两种形式：某些人在暴食发作后通过服用药物进行补偿，在这种情况下，这种行为与自我诱发的催吐非常相似；另一种是使用者服用此类药物的行为与暴食无关，而是常规的使用此类药物，该情况下这种行为更像是节食行为。

前文所述关于催吐的情况同样适用于第一种类型的药物滥用，当暴食停止时药物滥用就会停止。然而，如果你对泻药或利尿剂的使用和暴食无关，我的建议是从现在开始就下定决心停止服用它们。大多数人都有能力做到这一点，特别是一旦他们知道这些药物在阻止热量吸收方面是多么的无效时（参见第64页）。

如果你只是偶尔服用泻药或利尿剂，那么你可以一次性停止使用。然而，你可能还记得在第5章（第64页）中我们提到，如果你在大多数日子里一直在服用药物，那么突然停用可能会导致持续一周左右的体液潴留期，这显然将引起体重增加。因此，此时你最好逐步停止使用这些药物，比如可以每周把一日摄入量减半。在比较罕见的情况下，你可能仍会出现体液潴留（你会观察到手和脚的肿胀），这时要记住，使体重增加是水，而不是脂肪，并且这种增加只是暂时的。随着多余的水分被排出，几周内体重就会下降。尽管如此，这时你也应该去看医生，因为体液潴留可能是由其他的原因引起的，并可能有潜在的严重性。

关于居家和外出就餐的几点建议

有暴食问题的人往往会发现用餐存在困难，尤其是在外出就餐时。下面是一些有用的小贴士，虽然有些建议可能与你无关。我建议你通读，试试那些对于你来说合适的。**请记住，我们不希望你永远这样做。**这些都是临时的措施，旨在帮助你重新控制自己的进食。一旦暴食停止，你就可以不再继续这样做。

把进食限制在家里的某些地方。重新控制进食包括将自己的进食习惯规律化。当你在家吃饭时，最好有一两个固定的就餐地点。应该在餐桌上或类似桌子的地方，而不是把食物堆放在伸手可及的范围内。你不应该在卧室或浴室里吃饭。如果你只有一个房间，最好把进食限制在房间里的某一个地方。

就餐时，专注于自己正在做的事情（进食）。虽然吃饭时分散注意力可能很有诱惑力，但这不是个好主意。相反，你要专注于自己正在做的事情。试着品尝你的食物。你还需要确保自己没有以异常的方式进食，比如检查自己是否吃得太快等。专注于自己正在做的事情也有助于减少正餐和点心演变成暴食的情况。为此，就餐时尽量不要从事其他活动（如看电视等）。另外，请坐下来就餐，因为边走边吃会导致你在无意中"不断进食"。

就餐时，限制食物的供应。吃正餐或点心时，应只准备事先计划好的食物量。如果可能，把其他的食物从桌上拿走，以防你吃得比预想的多。

如果需要，对进食方式进行一些控制。如果你倾向于不停地快速进食，试着练习在吃几口后放下餐具，并试着在就餐的过程中暂停。你也可以练习把食物留在餐盘里。虽然这看似浪费，但任何能最大限度减少暴食可能性的行为都不是真正的浪费。同时，把剩余的食物丢掉，因为在这个阶段这些食物的诱惑力太大，难以克制。

和别人一起就餐时，不要因为他们的劝说，就吃得比计划的多。因为受到这种压力而再吃一份或吃的超过计划的进食量的情况并不少见。你必须对抗这种压力。试着练习使用礼貌但坚定的拒绝方式，例如，"不，谢谢。我真的饱了。东西很好吃。"如果有人还在把你不需要的食物放在你的盘子里，那就不要碰它。在这种情况下，不礼貌的是对方，而不是你。

外出就餐时，要在就餐的过程中进行估算。在餐馆或别人的家中吃饭时很容易失控。你可能不知道会有多少道菜，也不知道具体会有什么。因此，你需要密切关注正在发生的事情，并每隔一段时间进行一次评估。找一些借口，比如你必须打个电话等，这样你就可以离开餐桌并整理思路。理想情况下，你可以拿出记录表并完成它，同时考虑下一步该怎么做。在有很多道菜的进餐过程中，跳过一两道菜往往比试图限制每道菜的摄入量要容易得多。

自助餐是一个特别的挑战。最好的办法是花点时间看看他们提供的是什么，然后走开，给自己一些时间，准确地计划自己要吃什么。一旦你吃完了，就把盘子和餐具处理掉，并远离食物。

虽然你可能不想这样做，但在外出就餐时最好不要喝太多的酒，否则你的判断力和意志力会下降。

关于购物和烹饪的几点建议

许多有暴食问题的人在购物和烹饪方面也有困难。以下是解决这些困难的一些提示。记住，就像关于用餐的建议一样，并不是所有的建议都与你相关。

限制可能会引发暴食的食物的购买量。在这个阶段，你最好限制接触那些容易引发你暴食的食物。将它们放在身边对你无益。因此，购物时要避免购买这些食品。如果实在不行，请限制购买的数量。

确保你有足够的、可接受的食物供应。有现成的、吃起来感觉舒服的食物供应很重要。

计划购物。与此同时，不要一冲动就去购买食物。相反，要提前计划好购物清单并且按照清单进行采购。并且，如果可能的话，避免在饥饿或者有暴食风险的时候购物。网上购物会很有帮助。

烹饪时避免品尝食物。试吃正在烹调的食物可以引发暴食。有些人发现嚼口香糖会很有帮助，因为这样就几乎不可能去试吃了。

避免不必要地接触食物。正如我们在第4章中讨论的，许多有暴食问题的人都专注于有关食物和进食的想法，这可能会激发他们对食物和烹饪的兴趣。有些人会因此花很多时间为别人做饭。我们应该抵制这种做法，因为很显然，不必要地接触食物是有风险的。有些人倾向于让别人多吃点，这也不是个好主意，所谓"己所不欲，勿施于人"。你可以为别人提供食物，但不要强迫人们吃得超出自己想要的量。有暴食问题的人直接或间接地选择与食物相关工作的情况也并不少见。如果你也属于这类情况，并且发现这是造成你的进食问题的原因，你应该认真考虑换份工作。

第2步的回顾总结

通常，你需要几个星期的时间，也有可能花费更长的时间，来建立一套有规律的进食模式。你应该每周2次回顾自己的进程，在每次回顾中研究自我监测记录，并且每周完成一次总结表。此阶段的"改变日"是指你准确监测，每周称重，无论是否暴食都尽可能坚持计划中的进食模式的一天。

每一次回顾总结应该由三部分组成，第一是重读第2步，提醒自己一直在努力做什么。第二是问自己第1步中的4个问题。

1. 我一直在自我监测吗？
2. 我可以改进自我监测记录吗？
3. 我的进食模式有没有什么特征变得更明显了？
4. 我每周称一次体重吗？

第三是问自己以下8个有关第2步的问题。

1. 我是否每天都制订规律性的正餐和点心计划？记住，要控制自己的进食，就需要提前发现问题，而不是在问题出现后才去解决。每天早上（或者前一天晚上，倘若这更符合你的情况），你应该计划新一天里什么时候吃正餐或点心，同时尽最大努力去坚持这个计划。这样，你就更有可能预见问题，而不是撞见问题。
2. 我是否努力按自己的进食计划在控制进食？这也是该方案的核心。
3. 我有跳过任何正餐或点心吗？跳过任何一顿正餐或点心会让你更容易受到暴食的影响，因此千万不要这样做。
4. 每顿正餐和点心的间隔时间是否超过4小时？基于同一原因，你每一次的正餐和点心的间隔时间不应该超过4个小时。

5. 我在每顿正餐和点心之间有额外进食吗？我们的目标是把你的进食限制在计划中的正餐和点心上。如果你成功地执行了计划，你的监测记录将对此有明确的体现。此外，记录应该与之前的计划相匹配。

6. 当出现问题后，我能再次回到正轨吗？出现问题后不要放弃是非常重要的。有暴食问题的人倾向于将一天视为一个整体，一旦出现问题，他们就会认为一整天都被毁了。这没有任何帮助，也是一个"全或无"的思维方式。

   当你开始采用有规律的进食模式时，你仍然可能会暴食。不要为此感到沮丧。重要的是，每次暴食后，你都要尽快回到正轨，而不是推迟到第二天。尽量不要跳过下一顿正餐或点心，因为这只会让你更容易再次暴食。

7. 我是否会根据各种事件和情况调整正餐和点心的时间？进食模式不能太死板，否则当你遇到特殊情况的时候，你会遇到困难。检查你的自我监测记录，看看是否有这样的时刻，并回顾你的处理情况。

8. 我是否遵循了有关催吐、滥用泻药或利尿剂的建议？正如我们在第4章中讨论的，这些行为都会激发暴食。因此，你必须遵循本章中的建议来阻止它们。

决定何时进入第3步

大多数人需要花好几周来巩固这种进食模式。然而，你也不必完全等到建立了规律的进食模式后再继续进入下一步。这是因为第3步将帮助你继续第2步的内容。重要的是，你每周要有六七个"改变日"。如果没有，那么你应该重读第2步，并在这个阶段至少再维持一个星期。

> 第3步将帮助你继续练习第2步。

如果你已经准备好继续推进，请继续执行第1步和第2步，同时开始第3步。

第3步　替代暴食的方法

第 1 步：好的开始
自我监测
每周称重

第 2 步：规律进食
建立规律的进食模式
停止催吐、滥用泻药或利尿剂

第 3 步：替代暴食的方法
以替代性活动代替暴食
确认体重的改变

第 4 步：解决问题
练习问题解决

第 5 步：总结与评估
回顾进步
确定其他需要解决的问题

节食模块
处理严格的节食

体像模块
处理对体形的担忧，处理体形检查、体形回避、感觉胖

好的结束
保持进步
应对挫折

　　本质上讲，建立"规律的进食模式"有两个内涵。一是按计划进食，二是不在餐与餐之间进食。第3步旨在帮助你不在餐与餐之间进食。它还针对如何判断体重是否发生了变化提供了一些建议。

　　当开始采取规律的进食模式时，通常你会在正餐和点心之间有进食的冲动，也许还会在正餐和点心之后出现催吐的冲动。认为这些冲动会逐渐增加至无法抗拒的程度是一种常见的错误想法。实际上，冲动会逐渐上升到顶峰，然后逐渐下降。我们要面对的挑战是在冲动最糟糕的这一个小时左右的时刻不向他们屈服，最好的方法就是主动分散自己的注意力。具体采取什么方式取决于具体情况，但事先做好准备，列出可行之事的清单是很有用的。

准备使用替代性活动

　　首先，想想可能会帮助你抵制进食或催吐冲动的活动。当冲动最强烈的时候，你会需要用到它们。每个人对活动的选择各不相同，但以下是一些典型的替代性活动：

- 轻快地散步或骑自行车。
- 打电话或拜访朋友、亲戚。
- 做运动。
- 发电子邮件。
- 刷Facebook（登录微博/微信）。
- 浏览互联网。
- 玩电子游戏。
- 洗澡或者冲凉。
- 看一部引人入胜的电影或最喜欢的电视节目。

　　你的目标是创建一个适合你个人的活动列表。通常，每个活动都需要具有三个属性：

1. 它是主动的（即去做一些事情），而不是被动的（例如随便看某个电视节目）。
2. 它令人愉快（即它不是一件"苦差事"）。
3. 它是现实的（即这是你真的可能会做的事情）。

还有一个有用的提示：去翻阅你的音乐收藏，找出你喜欢的，能够改善情绪的音乐作品。你很可能会发现，音乐能有效地改变心情，从而帮助你处理进食或催吐的冲动。把这样的音乐放在手边，准备好在困难的时候使用。其实，我们建议你以此为目的，创建特定的播放列表。

一旦你制定了活动清单，就把它们写在卡片上或者记在手机等任何方便获取的地方。一旦你有进食或催吐的冲动，你需要随时看到这些小笔记。

你还需要慢慢成为识别这些冲动的"专家"。在冲动还容易处理的时候及早发现它们是非常重要的。因此，一旦检测到这种类型的冲动，请在监测记录表的第6列记录，并选出你的替代性活动。

替代性活动

比如说现在是晚上7点，你已经吃过晚餐。也许你觉得自己吃得太多了，你很想催吐，或者干脆暴食。也许你已经很累了，度过了紧张的一天，关于今晚你什么都没有计划。显然你此时的状况很危险。如果你记录得当，你会很清楚地发现潜在的问题即将出现。你将比问题领先一步。你会写下你的晚餐，并在第6列写下一些内容，大意如下："感觉我吃得太多了。我累了，后面还有一个漫长的夜晚。有强烈的暴食冲动。"在这种情况下你应该怎么做？

这里涉及两个问题。首先是你有催吐或暴食的冲动，其次是你没有任何事情可做。现在，方案的这个阶段——第3步——将解决第一个问题：催吐或暴食的冲动。第4步则是关于解决日常困难，如无事可做的情况。

回到催吐或暴食的冲动，你需要做到两件事。

1. 时间终将过去。这些冲动会随着时间的推移而消失。即使半小时也可能足以使冲动消退，让你能轻松地抵抗它。
2. 你需要做一些分散注意力的事情，一些主动的、愉快的和现实的事情。

所以，你需要拿出你的活动列表，并对其进行回顾。现在是晚上7点，你今晚没有什么计划。此时你能做什么？你决定做两件事。首先，你决定运动，尽管你没有运动的心情，但你知道这样做会让自己感觉好起来，并且你在运动的时候不会出现进食的冲动。另外，运动也会帮助你放松下来。其次，在开始运动之前，你决定要给一些朋友打电话，看看之后是否能约着见面。与此同时，你仍记得在晚上9点左右要吃点心。

有了这样的计划，你有很大希望能抵制进食的冲动。联系朋友会分散你的注意力，如果幸运的话，甚至会给你带来一些值得期待的积极的东西。运动以及运动后冲凉会占用你一些时间，并且会让自己感觉更好。

类似这样的计划会有效的。一开始，你会发现进食或催吐的冲动可能需要相当长的时间才能消退。然而，随着不断地练习，它们会越来越迅速地消失。最终，这些冲动将完全消失或微弱到可以忽略不计。

有时候，我们把这个过程比喻为"冲动冲浪"，而它有时也会产生一些副作用。比如你可能会意识到以前被暴食所掩盖的不愉快的想法和感受。实际上，这也是一个积极的变化，因为这让你能够直接解决它们，而不是把它们掩盖起来。第4步将针对具体的解决方法进行讨论。

替代性活动：做什么

当你体验到进食或催吐的冲动时，你需要练习替代性活动。在每次的回顾阶段评估自己的进度。另外，记得每周填写总结表。对"改变日"进行归类，此阶段的定义是：准确自我监测；坚持每周称重；无论是否出现暴食，你都尽最大的努力，坚持第2步所述的规律进食模式；并且用替代性活动列表来处理进食或催吐的冲动。

第3步的回顾总结

在每个回顾阶段，你都应该研究自己的监测记录表和总结表（每周完成），并问自己以下4个问题，作为对第1步和第2步相关问题的补充。

1. 我是否设计了替代性活动列表？你应该创建一个列表并随身携带。在需要进行干预的时候，你需要这个清单唾手可及。清单很可能需要根据实际情况进行修正，有些活动可能会有效，有些可能没有。

2. 我在记录进食或催吐的冲动吗？你应该把这些冲动记录在监测记录表的第6列。如果你想要成功地干预冲动，那你就必须在出现冲动的时候及时记录下来，而不是在之后补记。

   回顾开始第3步以来完成的监测记录。你有过进食或催吐的冲动吗？它们发生的时候你记录下来了吗？如果你一直在计划的正餐和点心时间以外进食，这说明你有这样的冲动。

3. 我是否在需要的时候运用了替代性活动表？如果你在正餐和点心之间有过进食或者催吐的冲动，有没有使用你的活动清单？

4. 使用替代性活动能帮到我么？如果你尝试过（用替代性活动）进行干预，那么结果如何？你干预得足够早吗？你是否使用了清单上的一项或多项活动？哪些活动有效，哪些无效？你根据相应的情况修改了清单吗？

最好每周至少有一两次这样的回顾。

决定何时进入第4步

我们无法确切地指出你应该在这一步上花多长时间，因为你不一定有机会去练习使用替代性活动。当然，如果你回顾后发现自己有进食或催吐的冲动，但没有成功地解决这些问题，你就应该推迟进入下一步。正如之前强调的，成功地使用替代性活动需要练习。抓住一切机会进行练习是非常重要的。

我的体重发生了什么变化

方案推进到这个时候，你的体重发生了什么变化应该已经非常清楚了。大多数人会发现，虽然可能会出现一些波动，但总体上体重变化不大或根本没有变化。正如我们前面讨论的（第119页），如果你想对这个问题保持客观的态度，你可以在图表上绘制每周的体重。图22是一个范例。但在这样做之前，你需要注意的是，解释体重图比很多人认为的要困难得多。这主要有三个原因。

1. 每个体重数值都有一定程度的不确定性，主要原因是人体内水分的变化。当你称体重时，你不可能知道自己体内的水分情况，然而这对你的体重及其每天的变化有很大的影响（正如我在第5章第55页中所讨论的）。

2. 除非经过了相当长的一段时间，如几个星期，否则很难判断你的体重是在增加还是下降，因为没有足够的数据来体现变化的趋势。

3. 要发现体重的变化，你需要关注过去的4周或更长时间，而不是体重秤上最新的数字。这是因为单次的体重读数具有不确定性，基本不可能进行解释。

> 你需要关注之前4周或更长时间，而不是最新的数字。

记住这些，再看看你的体重图，看看是否能发现体重发生了什么变化。如果你做了体重记录，用一把透明的尺来确定变化的趋势。图23是一幅体重图，其中的虚线展示了变化的趋势（即虚线代表了尺放置的位置）。注意，这条虚线并没有与最新的体重重叠，这常会发生。有两个小窍门值得注意。首先，将体重图旋转90度，从垂直的角度去看，可以更突显出从水平角度观察时不明显的变化趋势。其次，如果你想

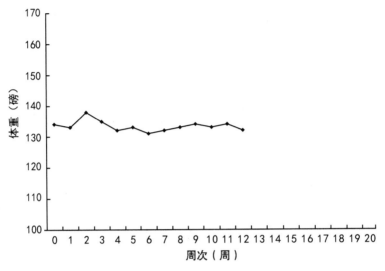

图22   某人参与12周治疗后的体重变化图。

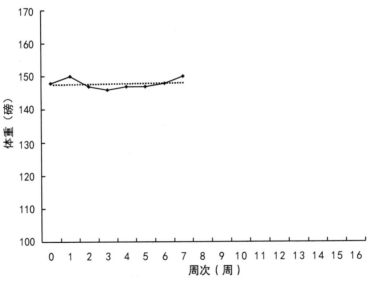

图23   某人参与7周治疗后的体重变化图，虚线提示变化趋势。

要更客观，试着将这张图想象成一些对你没有什么个人意义的事物（比如过去一个月的周降雨量）。

在方案的这个阶段，你很可能会得出结论——自己的体重几乎或根本没有变化。

但我们需要注意以下两种情况。

1. 自从开始这个方案以来，你的体重一直在下降，并且现在处于低体重状态（参见表8，第107页）。如果你符合这种情况，应该去看医生，向他说明你一直在做什么，并得到建议。本方案可能不适合你。可能是你在正餐和点心中吃得太少。这是一个潜在的问题，因为它将限制你停止暴食的能力。

2. 在进行这个方案的同时，你的体重一直在上升。此时需要检查两件事。首先，你现在是否为医学意义上的"超重"（参见附录2，第190页）。如果你符合这种情况，你可能需要与医生讨论这个问题。假如你决定了同医生进行讨论，你应该告诉他你正在执行一项经过科学验证的方案，目的是帮助自己重新控制进食。这不是一个减肥方案。附录3讨论了如果有暴食问题或超重，你该做什么。正如我们前面提到的（第103页），一旦控制了进食，你就能更好地控制体重。

> 附录3讨论了如果有暴食问题或超重，你该做些什么。

其次需要考虑的问题是，当你开始这个方案的时候，是否有些体重不足。如果是这样，那么有可能你的体重现在增加到了一个更健康的水平。这是一件好事，尽管现在你可能会觉得难以接受。

此时，你千万不能限制进食，因为这很可能会使你迄今为止取得的所有进步都前功尽弃。

第 4 步　解决问题

第 1 步：好的开始
自我监测
每周称重

第 2 步：规律进食
建立规律的进食模式
停止催吐、滥用泻药或利尿剂

第 3 步：替代暴食的方法
以替代性活动代替暴食
确认体重的改变

第 4 步：解决问题
练习问题解决

第 5 步：总结与评估
回顾进步
确定其他需要解决的问题

节食模块	体像模块
处理严格地节食	处理对体形的担忧，处理体形检查、体形回避、感觉胖

好的结束
保持进步
应对挫折

大多数暴食并不是随机发生的。如同在第1章中所描述的，很多暴食都是由于包括人际关系问题等在内的不愉快事件或环境所触发的。因此，重要的是培养解决这类问题的能力。这就是第4步所关注的。即使个体的暴食通常不是由外部压力引发，大多数人仍会发现培养解决问题的能力很有价值。

发展解决问题的能力

与帮助人们变得更好一样，关于人们如何解决问题已经有了广泛的研究。以下是成为一个好的问题解决者的指南。

如何解决问题

有效地解决问题涉及6个步骤。好的问题解决者能在不知不觉中完成这些步骤。通过遵循这6个步骤，你也可以成为一位很好的问题解决者。在第3步应对暴食冲动时，其实你已经在以非正式的方式做类似的事情。现在是将这一进程正式化的时候了。

有效地解决问题包括以下6个步骤。

- 第1步：尽早识别问题。
- 第2步：准确地说明问题。
- 第3步：考虑尽可能多的解决方案。
- 第4步：思考每个解决方案的可能结果。
- 第5步：选择最佳解决方案或联合解决方案组合。
- 第6步：根据解决方案采取行动。

如果你试图增强解决问题的能力，还有第7步。那就是"回顾问题的解决情况"。现在我们将具体地讨论每一个步骤。

第1步：尽早识别问题。尽早发现问题可以防止问题变得不可收拾。在第3步（第140页）的案例中，如果你在下午已经有了提前的考虑，你便能够发现问题：今天晚上没有任何计划。次一等的情况是问题一出现就能立刻发现，比如在吃完晚餐的时候。

总有线索提示问题正在形成，也许是你感到厌倦或开始产生暴食冲动。暴食冲动往往是提示问题正在发生的确定信号，所以无论何时有这样的冲动，你都应该考虑它背后是否隐藏着问题。

有时你会发现问题不止一个。此时，你应该将问题区分开并分别解决，因为它们的解决方案可能并不相同。

第2步：准确地说明问题。如果你想找到正确的解决方案，那么弄清问题真正的本质是至关重要的。回到前一个例子，你可能会认为问题出在暴食冲动上。但事实上，这种冲动是你对于真正的问题的一种反应，真正的问题是你整个晚上都无事可做，而且你累了。所以，应该准确地指出问题是"今天晚上我没什么可做的，我累了"。

第3步：考虑尽可能多的解决方案。不要限制自己，要有创意。试着想想所有可能的解决方案。这样你就更有可能想出好的方法。回到这个例子，你可能会提出以下几个可能的解决方案。

- 看电视。
- 睡觉。
- 刷Facebook（刷微信）。
- 打电话给一些朋友，看看他们是否有空。
- 打扫公寓。
- 慢跑。

第4步：思考每个解决方案的可能结果。仍以我们的案例为范例，以下是上述每个解决方案可能的结果。

- 看电视。这不是个好主意，因为没有什么值得看的，因此我会感到无聊。这将使暴食的风险更高。

- 睡觉。这也不是个好主意。这是我在忍无可忍时做出的反应，它什么问题都解决不了。其实它让我感觉更糟。它总是让我自怨自艾。它让我觉得自己是个失败者，最终我还是会起来并暴食。
- 刷Facebook（刷微信）。这在当下可能是个坏主意。我自我感觉不太好，如果看到别人做得很好，可能会让我感觉更糟。
- 打电话给朋友。这不是个坏主意。当我有这种感觉的时候，我通常会躲起来。但如果有人给我打电话，我往往会感到高兴，特别是如果我们还能安排见面的话。我为什么要等他们给我打电话？我也可以给他们打电话。如果他们很忙，他们会告诉我的。
- 打扫公寓。已经够干净了！我需要生活！我不需要老是干活！
- 慢跑。原则上，这不是个坏主意，但考虑到我现在的体重，我不喜欢慢跑。另外，我吃得太多了，而且现在还在下雨。我想我可以去散会儿步。这同样可以起作用，帮助我释放压力，同时我也会因为进行了锻炼而感到开心。况且淋湿了又有什么坏处呢！

第5步：选择最佳解决方案或联合解决方案。选择最佳解决方案往往并不困难。如果你想出了大量的潜在解决方案，并仔细考虑了它们可能的结果，那么（对你而言）最好的解决方案或联合解决方案通常是相当清楚的。

回到这个例子，你决定给朋友打电话和锻炼是最好的选择。请注意，这些也是你的替代性活动，是你选择用以帮助应对进食冲动的活动（第3步）。当冲动出现时，它们很可能特别有效。

第6步：根据解决方案采取行动。最后一步是将你的解决方案付诸实践。你不必死板地坚持所选择的解决方案，如果事实证明它不是个好主意，那就尝试其他的解决方案。

额外的步骤：回顾问题的解决情况。如果要成为一个高效的问题解决者，你需要做到关键的最后一步。这包括回顾整个问题解决的过程，看看是否可以做得更好，该回顾通常在第二天进行。重点不在于你是否解决了相关问题，尽管这也很重要，但更重要的是你的问题解决得怎么样。也许你解决了问题，但过程并不是很好（例如，你只想到了一个可能的解决方案，就简单地着手了）。虽然从某种意义上说这也是一种成功，但从成为一个好的问题解决者的角度而言，并非如此。重要的是，要记住，你的目标是成为一个好的问题解决者。你正在努力地培养这种技能。

回到我们的例子，假设你先给三位朋友打了电话。其中两个人接了。他们当时都没有时间和你见面，但你们了解了彼此的近况，并安排大约在下周见面。然后你强迫自己外出快走了很久，你在外面走了近40分钟。这让你感到疲惫（而且你被淋湿了），但回家后你感觉更健康也更快乐了，同时暴食冲动也已经过去了。此时已经是晚上9点15分了，是你计划中的晚间点心时间。

第二天，你回顾了问题的解决情况。你逐一考虑了每一步。你认为应该可以在"尽早识别问题"方面做得更好。回顾的时候，你发现自己完全有可能在下午下班前就发现问题。另一方面，你很好地完成了其他五个步骤。这表明你可以解决这样的问题，而如果问题发生在过去，你很可能会暴食并且感觉更糟糕。

培养解决问题的技巧

尽可能多地去练习解决问题。你或多或少地可以在任何类型的问题上练习。它可以用来解决与进食问题完全无关的情况，比如工作中的问题或人际关系问题。

> 解决问题的技巧或多或少地可以用来解决任何类型的问题，包括工作中的问题或人际关系问题。

一定要注意，解决问题时将每一步都写下来，这比在头脑中进行解决要好得多。从现在开始去发现问题，每次确定一个问题，完成六个步骤，然后在第二天回顾整个过程。

为此，使用监测记录表是个很好的方法。在第6列中写上"问题"，然后翻转工作表单并在背面完成六个步骤。同时写下你回顾后的发现（额外的步骤）。图24和图25是我们刚才讨论的案例的监测记录。

星期（ 一 ）　　　　　　　　　日期： 9 月 3 日

时间	进食的食物和饮料	进食地点	*	V/L	情境、想法和感受
	计划 早餐 —— 8:00 午餐 —— 12:30 午后点心 —— 3:00 晚餐 —— 6:30 晚间点心 —— 9:30				
8:40	咖啡 1 碗麦片	厨房			
10:45	咖啡	工作			工作很忙，有太多事要做。不切实际的期限。
12:40	番茄汤 1 片面包 大橙子 咖啡	工作			简短的午餐。
3:15	2 块奥利奥饼干	办公室	*		太累了……不应该吃第二块的。
6:45	意式宽面（大份） 意大利油醋酱沙拉 无糖可乐	厨房			菜是昨天剩下的。我吃太快了，也没怎么多想。压力很大。今晚没什么事做，很想暴食。 **问题**
9:15	1 碗水果沙拉	厨房			没有暴食也能活！ ————————————➤ 今晚要早点睡。

图24　记录下"问题"的监测记录表。

1. 发现问题。

2. 我整晚无所事事，在一天糟糕的工作后，我很累，压力很大。

3. ── 看电视   ── 给朋友打电话
   ── 上床睡觉   ── 打扫公寓
   ── 刷 Facebook   ── 慢跑

4. 看电视──我没啥想看的，有风险。
   上床睡觉──糟糕的想法，要是这么做我可能会感觉更糟。
   刷 Facebook──很可能令我烦恼。
   给朋友打电话──好主意，很久没这么做了。
   打扫公寓──已经够干净了！
   慢跑──吃太多了，不喜欢慢跑，下雨了。

5. 给朋友打电话，如果没有用的话，我就去慢跑。

回顾（第二天）
我可以在下午就发现问题──这也许会给我带来更多选择。

其他方面我做得都很好。我和 K 通了电话，我们很久没联系了。叙叙旧真好。我们约了下周末见面。打完电话后我感觉好多了。不需要外出散步了。

避免特定的暴食！

图25   在图24的监测记录表背面记录了解决问题的成功尝试。

主动解决问题

这个过程在最新的改进版本中被称为"主动解决问题"。这是为那些对问题"后知后觉"的人设计的。通常情况下，问题越早被发现就越容易被解决。所以如果你是这样的人，那么，你可以通过反复筛查在一天的剩余时间里可能会遇到的问题，而成为一个主动的问题解决者。简单方法是你每次在监测记录上记东西时，都对当天的剩余时间进行筛查。通过这样的方式，你就能不断地寻找到潜在的困难，然后随时解决问题。

第4步的回顾总结

在每次回顾与总结中，你应该回顾自己的记录表和总结表，除了问第1步、第2步和第3步中的问题外，再问自己以下3个问题。

1. 我足够充分地进行"解决问题"了吗？重要的是去寻找机会来练习解决问题的技能，无论该问题是否会导致暴食。任何问题，无论多么微不足道，都会为你提供练习的机会。

   你可能会觉得这种"解决问题"带有"强迫性"，不是你的风格。然而，这种努力是非常值得的，而且你不需要一直做下去。许多人会惊讶地发现这个技巧非常有用。一些人在他们的进食问题得到解决后还继续长期使用它；也有人在问题似乎不再（和进食）相关时放弃了它。不管怎样，此刻练习解决问题是很重要的。

2. 当我解决问题的时候，我做得正确吗？遵循6个步骤并及时记录很重要，这能帮助你理清思路，也将有助于之后的回顾。

3. 我有回顾问题的解决情况吗？尝试回顾每一次问题解决的情况是培养问题解决能力的核心。记住，当前重要的不是问题是否得到解决（尽管我们都希望如此），而是你是否尽可能地遵循了6个步骤。你的"解决问题"还可以做得更好吗？

另外，记住每周都要完成你的总结表。对"改变日"进行归类，在这阶段，它的定义是：准确自我监测；坚持每周称重；无论是否出现暴食，你都尽最大的努力，坚持第2步所述的规律进食模式，使用第3步所述的替代性活动清单来处理进食或催吐的冲动；利用每一个可能的机会练习本章所述的"解决问题"。

决定何时进入第5步

和之前一样，对于指出何时进入下一步，我们难以提供具体的指导。因为你不一定有机会去练习"解决问题"。这意味着，如果你的暴食变得很少，或者已经在第2步、第3步和第4步中维持了6~8周，那么现在就是进入第5步并进行全面总结的好时机。

第 5 步　总结与评估

| 第 1 步：**好的开始** |
| 自我监测 |
| 每周称重 |

| 第 2 步：**规律进食** |
| 建立规律的进食模式 |
| 停止催吐、滥用泻药或利尿剂 |

| 第 3 步：**替代暴食的方法** |
| 以替代性活动代替暴食 |
| 确认体重的改变 |

| 第 4 步：**解决问题** |
| 练习问题解决 |

| 第 5 步：**总结与评估** |
| 回顾进步 |
| 确定其他需要解决的问题 |

| **节食模块** |
| 处理严格的节食 |

| **体像模块** |
| 处理对体形的担忧，处理体形检查、体形回避、感觉胖 |

| **好的结束** |
| 保持进步 |
| 应对挫折 |

如果你只是间歇性地暴食，或者已经在第2步、第3步和第4步中维持了6~8周，现在是总结与评估的好时机。所谓"总结与评估"是指详细回顾你的进展情况。要做到这一点，你需要总结表。

我应该继续这个方案吗

到目前为止，如果这个方案能帮到你，你应该可以看到自己正在受益的明确迹象。引入一种规律的进食模式（第2步）应该已经产生了取代大部分暴食的效果，从事其他的活动应该可以帮助你抵制暴食的冲动（第3步），解决问题（第4步）应该可以帮助你处理那些容易引发暴食的日常问题。但是，情况也可能并没有改善，或者你可能觉得这个方案不适合你。现在是总结与评估的好时机，去看看以下哪一种"结果"更贴合你的情况。

一切都很顺利。如果你的暴食频率明显降低（催吐和/或使用泻药、利尿剂的情况也是如此，如果你有相关使用情况的话），那么你应该继续这个方案。这些都是充满希望的迹象，你做得很好。

变化不大，因为你并没有尽你所能执行该方案。如果你在进食问题方面没有受益，并且你知道自己没有尽全力执行该方案，那么你就需要质疑自己对改变的承诺。重读第二部分开头的"为什么要改变"（第101页），以提醒自己为什么要开始这个方案。如果你确定自己真的很想改变，你应该考虑在短暂休息之后重新开始本方案。反之，如果你不确定自己是否想改变——也许这么做似乎太费劲了，或者现在可能是个错误的时间——那么你最好停下来。你当然可以在未来的某个时间点重新开始。

尽管你尽了最大的努力，但还是没有什么变化。有一个很好的衡量标准可以判断你是否尽了最大的努力，那就是每周的"改变日"天数。如果你的确尽了最大的努力去改变，但暴食频率仍没有什么变化，那么这个方案没有起到作用。出现这种情况的原因有很多，可能是进食问题太严重，无法由你自己解决；或者维持进食问题的因素（参见第4章）可能过于强大，以至于你所取得的任何进展都无法持续。如果上述任何一种情况和你相似，你应该认真考虑从外界得到帮助。附录1提供了相关的指导。

另一种可能性是有一个或多个相关的问题正在阻碍着你取得进步。有进食问题的人同时存在其他问题的情况并不少见。这些问题各不相同，最常见的是临床上的抑郁症、自尊和自信相关的问题、完美主义问题以及对人际关系及生活环境的不满意。如果这些伴随问题不严重，它们不会阻碍你改变。而且，实际上，战胜暴食问题本身可以产生积极的影响，例如，克服进食问题常常引起情绪、自尊和人际关系的改善。然而，如果这些伴随问题很突出，它们就会成为改变的障碍。举两个例子。由人际关系问题引发的日常压力会诱发暴食发作，除非人际关系问题得到改善，否则暴食可能是无法克服的。

> 最常见的伴随问题是临床上的抑郁症、低自尊和自信问题以及对人际关系和生活环境的不满意。

> 克服进食问题常常对诸如抑郁、自尊和人际关系问题等伴随问题产生积极的影响。

或者，你可能有完美主义倾向。那么你会有一套很高的标准。这本来没什么关系，但如果标准太高，那么对你而言就没有什么是真正足够好的，这将干扰你在本方案中获得进展。

如果你有这类伴随问题，并且阻碍了你进步，那么你就需要解决他们。你有两个选择：自己解决问题或寻求专业帮助。如果你选择前者，附录4（处理"其他问题"）提供了如何解决问题的指导。无论你做出哪一种选择，你可能需要先暂停我们的方案，集中精力克服这些伴随问题。人际关系问题是唯一的例外。一般来说，使用在第4步中学到的解决问题的技巧可以成功地处理人际关系问题。

> 如果你有阻碍你进步的问题，那么你需要先解决该问题。

> 常常使用"解决问题"的技巧能成功地处理人际问题。

下一步是什么

假设你将继续本方案，现在是规划剩余步骤的时候了。确切地说，其内容取决于你的暴食问题的性质，更具体地说，是什么（或"曾经是"什么，如果你已经停止暴食）因素导致了暴食。要解决这个问题，你需要重新阅读第4章。同时请问自己以下两个问题。

> 为执行本方案接下来的部分，你需要重读第4章。

1. 节食是否助长了我的暴食倾向？如果是，那么你就要按照之后的"节食模块"中（第159页）提供的指导，解决自己的节食问题。
2. 对体形或体重的担忧是否会加重我的暴食问题？如果是，那么你需要解决这些担忧。在"体像模块"部分（第166页）介绍了如何做到这一点。

因此，接下来的方案取决于你对这两个问题的答案，因为解决暴食问题不仅需要直接解决暴食，而且需要逆转导致暴食的过程。你可能需要关注自己的节食倾向或对体形和体重的担忧，或者你可能需要同时解决这两个问题。如果你同时有这两个问题，那么下一个问题是先从哪里开始。以下是相关的两个指南。

> 解决暴食问题不仅需要直接解决暴食，而且需要逆转导致暴食的过程。

1. 如果你只有一个问题需要解决，比如节食，那么直接进入相关的模块。
2. 如果你既有节食，又有对体形、体重的担忧，两者都维持了你的进食问题，那就从关注最重要的过程开始。在3~4周后再开始解决另一个问题。换言之，不要立刻同时开始两个模块，这将使你承受太多的负担。

同时，你需要继续练习在第1步到第4步中学到的内容。

节食模块

第 1 步：**好的开始**
自我监测
每周称重

第 2 步：**规律进食**
建立规律的进食模式
停止催吐、滥用泻药或利尿剂

第 3 步：**替代暴食的方法**
以替代性活动代替暴食
确认体重的改变

第 4 步：**解决问题**
练习问题解决

第 5 步：**总结与评估**
回顾进步
确定其他需要解决的问题

节食模块	**体像模块**
处理严格的节食	处理对体形的担忧，处理体形检查、体形回避、感觉胖

好的结束
保持进步
应对挫折

为了在取得进步的基础上加以保持，现在需要解决那些让你容易暴食的因素。例如，如果你的暴食主要是由压力引发的，那么规律进食并使用替代性活动来应对暴食的冲动以及有效地解决问题常常就足够了。同样的，如果节食促成了你的暴食，那么它也需要被处理。

在第4章（第35页）中，你了解了节食的三种形式：长时间延迟进食、限制总进食量以及回避某些类型的食物。这三种形式在暴食人群中都很常见，而且它们都会促进暴食。你可能还记得，如果节食是严格的，即倾向于运用"全或无"的思维方式、高度特定的规则来控制，就尤为如此。严格的节食者往往会把各种严格的进食规则强加给自己，任何违反这些规则的行为都可能会导致放弃或暴食。结果，他们摇摆在节食和暴食之间，两种行为彼此促进。

要确定你是否是严格的节食者，请回顾你的监测记录，并回答以下两组问题。

1. 第1组问题。
   - 我在暴食之间吃的是什么？
   - 我有没有故意限制自己吃什么？如果是的，我是否在尝试遵循特定的进食方案（或目标）？
   - 我是不是努力在很长时间内不吃东西？
   - 我是不是在试图限制自己的食物总量（可能是通过保持低于设定的热量限制的方式进行的）？
   - 我是否在避免某些特定类型的食物，那些我认为会使人发胖或容易引发暴食的食物？
   - （最重要的）我是否以"全或无"的方式进行节食？一旦我打破了进食规则，我是否常会放弃或暴食？

2. 第2组问题。
   - 我暴食的诱因是什么？
   - 是因为我违反了进食规则吗？
   - 如果我吃得比我认为应该吃的量多，我会发生暴食吗？
   - 暴食会由进食那些"禁止"的食物而引发吗？

当你在节食，尤其是以严格的方式节食，如果它似乎诱发了你的暴食，那么解决节食问题就至关重要。如果不处理，你将仍然很容易出现暴食。以下是应对严格节食的指南。在遵循这些指南的同时，你还必须继续练习在第1~4步中学到的内容。

> 继续练习第1~4步中学到的内容是非常重要的。

处理严格的节食

三种类型的节食都需要与之对应的应对方法。

长时间延迟进食

当你在第2步中建立了规律的进食模式后，这个问题就得到了解决。如果在过去你倾向于长时间不吃东西，那么现在和更长远的将来，你必须非常重视按规律的间隔时间进食，这一点非常重要。你可能需要重新阅读第2步。

限制总进食量

基于两个原因，强制对进食的量进行严格限制的行为，例如设定热量限制，必须加以抵制。首先，如果限制是极端的，它将不可避免地引发暴食，因为它会产生进食的生理压力。当然，任何摄入总热量低于1 500千卡的饮食方案都会产生这种效果。同时，严格的限制还会造成进食的心理压力，因为它会导致对食物和进食的过度关注。其次，严格的节食者通常给自己设定了非常具体的进食目标，如果不能达到目标，就很容易暴食。例如，对那些试图保持每天1 500千卡摄入量的人来说，吃任何热量超过1 500千卡的食物都将代表"失败"。

要解决这种形式的节食，首先你必须确定是否有合理的理由来限制自己的热量摄人。对于大多数有暴食问题的人来说，节食是没有必要的；事实上，这样做是很不明智的，因为节食让他们更易于出现暴食。如果你没有合理的理由，你就应该尽最大的努力去停止节食。你应该停止尝试限制进食总量，如果你以前会计算热量的话，停止这个行为。实际上，停止限制进食总量，很可能反而会使你总体上吃得更少，因为你更不容易暴食。

如果你担心停止节食就会吃过量，那你可能需要一些关于"正常"进食量的指导。如第2步中所建议的，方法之一是找出与你年龄（和性别）接近的人，看看他们吃什么；或者你也可以按照食品包装或食谱上的建议；帮助你实施本方案的亲友也会给你提供建议。最后，请记住表5（第59页）中有关不同生活方式的成年人对热量的大致需求的具体说明。

回避某些类型的食物

解决这种形式的节食（又称"食物回避"）特别重要，因为它尤其可能引发暴食（参见第4章，第37页）。

原则上，食物回避是最容易应对的节食方式，因为你要做的就是将回避的食物纳入自己的进食中。然而，实际上说起来容易做起来难。可能你已经习惯了不吃这些食物，并且不再意识到你是在回避它们。因此，第一步是识别你正在回避的食物是什么。最佳做法可能有些奇怪，但非常有效：去本地的那些存储了最多种类和品牌食物的超市，从头到尾逛一遍，在笔记本上写下（其他购物者可能认为你是超市员工）所有你不愿吃的食物，这些食物要么可能对你的体重或体形有影响，要么是你认为吃了以后可能会引发暴食。图26是一个典型的列表。然后，回到家里后根据你接受这些食物的难易程度，把这份清单（通常包含40种或更多的食物）分成3组或4组。

下一步就是把这些食物纳入你的饮食中。把它们加入你计划中的主食和点心中，并且只在你觉得可以控制自己的进食的时候这样做，否则它们可能会诱发暴食。从纳入你最易接受的食物分组开始，花几周时间适应它们，然后纳入下一组，并依此类推。6~8周内，即使不是全部，你应该可以将大部分的食物整合至你的饮食中（如果你的清单特别长，似乎就不可能完成。但实际上，纳入一种食物常常处理了其他相关

全脂牛奶	煎饼	其他类型的意大利面
黄油	冰激凌	比萨饼
芝士	奶昔	炸鸡
面包	糖果	炸薯条
百吉圈	苏打水	鸡排
松饼	薯片	猪肋排
麦片	玉米片	肉卷
饼干	色拉酱	热狗
蛋糕	美乃滋	汉堡包
甜甜圈	通心粉色拉	中餐
花生酱	意大利细面/面条	

图26　某位神经性贪食患者的食物回避清单。

的食物，于是它们同时得到了解决）。另外，吃了多少并不重要——哪怕只是一点点也行。一般来说，是已经吃了某种食物的想法引发了暴食，而不是担心吃了多少。

有些人觉得这很容易，另一些人则不然。不管怎样，这都需要持续地练习。你应该持续纳入这些食物，直到你不再觉得难以面对为止。当吃这些食物不再让你感到不安时，就是停止的时候。记住，如果你不回避任何食物，你暴食的可能性就较小。通过引入回避的食物，你正在给自己接种避免暴食的疫苗。

按照这个建议，你可能需要吃一些你认为会使人发胖或不健康的食物。尽管如此，坚持下去是很重要的。没有什么食物是必然会使人发胖的，这取决于你吃了多少。尝试这些食物将加强你对进食的控制，因为这样你就不太容易发生暴食。至于食物的不健康性，适度食用比暴食更可取。

> 尝试吃回避的食物将加强你对进食的控制，因为这样不容易发生暴食。

值得强调的另一点是，你不是永远要吃这些食物；相反，一旦吃它们不再让你焦虑，你就有理由减少那些人们通常认为不健康的食物，如饱和脂肪酸或反式脂肪酸含量高的食物（参见第5章，第56页），尽管最好不要将它们全部排除在外。有时候，你应该允许自己吃任何想吃的东西，没有什么食物是应该被严格禁止的。

最后，重要的是要记住，有些人以他们是素食主义者或食物过敏为借口，使节食合理化。无论你的理由是什么，如果你容易发生暴食，任何进食限制，哪怕部分为了减轻体重或改变体形，都是需要处理的节食形式。

处理严格的节食：应该做什么

你应该遵循应对三种形式节食的指南，并在每次回顾总结中评估自己的进步。记住，要考虑到每种形式的节食。

节食模块的回顾总结

在每周一次的回顾总结中，你应该研究自己的监测记录和总结表，并在第 1~4 步以及体像模块（如果符合你的情况的话）中涉及的问题外，再问自己以下两个问题。

1. 我正在处理 3 种形式的节食吗？
   - 试图在很长一段时间内不进食。
   - 试图限制进食的总量。
   - 试图回避某些类型的食物。
2. 我在别人面前进食吗？如果没有，我是否应该这么做？

上述问题中，如果你有任何一个问题的答案是"没有"，你应当考虑重新阅读此模块。当然，记住要每周完成总结表，**将出现以下情况的日子归类为"改变日"**：

- 准确监测。
- 坚持每周称重。
- 尽了最大的努力去坚持规律的进食模式（第 2 步）。
- 用替代性活动清单来处理暴食或催吐的冲动（第 3 步）。

- 利用每一个可能的机会练习问题解决（第4步）。
- 解决严格的节食。

何时进入下一步

要打破严格节食需要一些时间，至少一两个月。最重要的是坚持下去，否则你仍然会容易暴食。在此期间，你可能也在处理自己的体像问题，这是方案现阶段的另一个模块。

最后一点，别忘了完成最后一个模块——"好的结束"。这将有助于确保你做出的改变能长期持续下去。

> 最重要的是坚持下去，否则你仍然容易暴食。

体像模块

第 1 步：好的开始

自我监测

每周称重

第 2 步：规律进食

建立规律的进食模式

停止催吐、滥用泻药或利尿剂

第 3 步：替代暴食的方法

以替代性活动代替暴食

确认体重的改变

第 4 步：解决问题

练习问题解决

第 5 步：总结与评估

回顾进步

确定其他需要解决的问题

节食模块	**体像模块**
处理严格的节食	处理对体形的担忧，处理体形检查、体形回避、感觉胖

好的结束

保持进步

应对挫折

　　大多数暴食者都关注自己的体形和体重。的确，他们的担忧往往非常强烈，以至于完全主宰了他们的生活——没有什么比体形和体重更重要的了。正如第4章（第46页）所阐述的，这种"过度关注"在很多暴食问题的维持上起着重要作用。在这种情况下，这种"过度关注"必须加以解决。因此，首先要明确你是否在关注体形或体重，以及关注的程度。

识别对体形和体重的过度关注

　　什么是**过度关注**？在这里要重申第4章所说的，一切都取决于你是如何评价自己的。大多数人会根据自己在生活各个方面的表现（例如人际关系质量、工作表现、运动能力）来评价自己，而有进食问题的人则在很大程度上（甚至完全）根据自己的体形、体重或自己对它们的控制能力来判断自身价值。为了说明这一点，直观的方法是画饼图，其中的每一块都代表你所重视的部分，它的大小与它相对于你生活其他方面的重要性成比例。图27和图28分别是一位没有进食问题的年轻女性和一位过度关注体形和体重的女性的饼图。

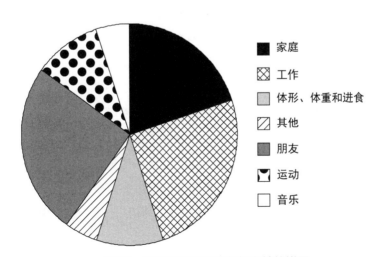

　　　　　　　　■　家庭

　　　　　　　　▨　工作

　　　　　　　　▨　体形、体重和进食

　　　　　　　　▨　其他

　　　　　　　　▨　朋友

　　　　　　　　▨　运动

　　　　　　　　□　音乐

图27　没有进食问题的年轻女性的饼图。

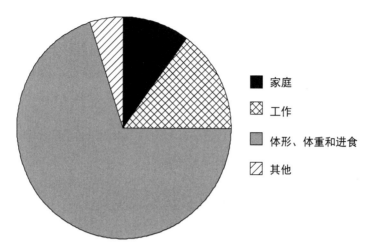

图28　有进食问题的年轻女性的饼图。

　　为了评估你对体形或体重的关注程度，试着创建自己的饼图。可以通过以下5个步骤进行。

　　列出那些对于你评价自己或定义自己是个什么样的人而言重要的事情。 就是那些你想努力好好表现的事情。给你一些提示，它们可能包括人际关系或友谊的质量、工作表现、健康水平以及你所重视的生活其他方面的表现。如果你认真地思考，你的清单可能也会包括体形和体重，它们可能在你的自我评价中也很重要。认真地思考，并且要对自己坦诚。不要因为你认为有些事需要在清单里，就把它们加入其中。

　　把清单上的项目按其相对重要性排序。 这可能会很困难，但你将会发现列表中的层次。重要的是去发现它。你在某些事情上面投入了多少时间和精力，以及如果你生活中的这一方面不顺利，会给你带来多大的困扰，这些都是能很好地反映某些事情对你的重要性的迹象。比如当你被告知工作不达标，那你会有多不安？这会比你和最好的朋友发生争执、被运动队开除或者发现一件衣服穿不下了更让你烦恼吗？

　　绘制饼状图。 你的清单上的每一个项目都应该被分配一个切块，并且它的大小应该与它的重要性成比例。确保饼图反映的是你的真实情况，而不是你认为自己应该是什么样子。

　　在接下来的一周里多次回顾你的饼图。它准确吗？是否代表了你对自己的真实评价？如果不是，请做出适当的调整。

　　审视你的饼图并思考它的含义。其中是否有代表体形或体重的部分？如果是的话，它有多大？它是不是太大了？如果它占据了饼图的三分之一或更多，几乎可以肯定你过度关注自己的体形或体重了。

　　过度关注体形和体重会成为问题，主要有三方面原因。首先，当你的自我评价在很大程度上依赖于生活中的某一方面，那么这是非常"危险的"。你在一个篮子里放了太多的鸡蛋。我的意思是，如果生活中的这一方面不怎么好，那不可避免地，你将觉得自己很糟糕。对体形和体重的过度关注会是问题的第二个原因是，总会有一些人看起来比你更苗条或更有吸引力。因此，如果你以此来判断自我价值，你就永远会觉得自己是失败的。由于这两个原因，以及它在维持进食问题中起着重要作用的事实，对体形和体重的过度关注是需要被处理的。如何对其进行处理是本模块的主题。

　　这就是说，即使你没有过度关注体形和体重，你可能也会发现此模块中有趣的和有价值的方面。

> 即使你没有过度关注体形和体重，你可能也会发现此模块中有趣和有价值的方面。

解决对体形和体重的过度关注

　　基本上，有两种方法可以减少对体形和体重的过度关注。最好两者同时使用，因为它们是相辅相成的。这两种策略是：

1. 增加生活中其他部分的重要性。
2. 降低体形和体重的重要性。

在这样做的同时，你必须继续练习你在第1~4步中所学到的知识，这是绝对必要的。

必须继续练习你在第1~4步中所学到的内容。

增加生活中其他部分的重要性

再看看你的饼图，如果你过分关注自己的体形和体重，它将会非常显眼，因为饼图中会有一大块切片代表这种过度关注。你的饼图还有其他更明显的问题吗？很可能会有两个。首先，由于有一个占主导地位的切片，其他部分可能就没有多少空间了。更明确地说，如果你的饼状图是准确的，那么除了体形和体重之外，你可能不再看重其他内容了。其次，饼图中可能其他切片的数量很少（无论大小），这表明在你的生活中没有太多其他的东西是你所看重的。

你是"真实的你"么？你是否需要在自己的生活中增加一些东西？

- 这样做对吗？
- 你对此感到开心吗？
- 这是"真实的你"吗？

这些问题都值得去处理。在生活中引入更多的关注点（即更多的切片）是很有帮助的，如果这些生活中的新关注点成为你自尊的重要来源（即新的切片变得很大），将会特别有帮助。

如果你确定在你的生活中需要增加更多的焦点，你应该遵循以下三个步骤。

确定潜在的新活动。列一张清单，列出你过去喜欢的活动或兴趣，你认为可能会喜欢尝试的事情，以及你一直想做的事情。如果你对此有困难，那么想一想你的朋友、家人或同事在业余时间会做些什么，这样可能会有帮助。这其中有没有你想做的？如果有的话，把它们写下来。在这一步中，最好不要忽视任何事情。比如参加陶艺班、徒步旅行俱乐部或者阅读小组，又或者加入电影俱乐部或舞蹈班。

接下来，找出一项（或者可能两项）你愿意在接下来的一周内尝试的活动。活动是什么并不重要，只要它不是一次性的活动。它最好是你每周能参加一次的活动。优先考虑那些能认识新朋友的活动也是一个好主意。

保证自己规律地参加这些活动。不要被任何事情所阻碍；如有必要，使用"解决问题"的技巧来处理它们。一般来说，对于一个新的活动，只有当你在三个不同的场景下尝试过之后才可以考虑放弃。如果你仍然不喜欢它，那么从你的列表中选择其他的活动吧。

如果你遵循这些指导，你的生活应该会逐渐变得更广阔且更丰富。当然这不会在一夜之间发生，而是需要几个月的时间。"真实的你"会出现。这将在你的饼图中变得明显。切片的数量将增加，并且它们将占据更多的空间。但要做到这一点，代表体形和体重的超大切片就需要缩小。换句话说，你需要减少对体形和体重的重视。

降低体形和体重的重要性

降低体形和体重重要性的最好方法是处理所谓的"表现"。正如我们在第4章所讨论的（第48页），这些是源于过度担忧，并让过度担忧不断持续（如图29所示）的行为和经验，主要包括体形检查、体形回避和感觉胖。如果成功处理它们，那么你的过度担忧会减少，并逐渐消失。

> 减少体形和体重重要性的最好的方法是处理三种"表现"：体形检查，体形回避和感觉胖。

要开始处理的过程，首先你需要想一想它们中的哪些与你相关。你可能认为这是显而易见的，但在实际中常常并非如此。许多人并不知道他们的体形检查程度或"感

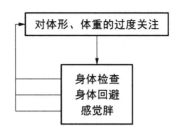

图29   维持对体形和体重的过度关注的恶性循环。

觉胖"的频率有多高。因此，你将需要做一些额外的记录，你可能会发现这很有趣。但在这样做之前，最好先阅读此模块的其余部分，以了解你应该探索的行为和感受类型。

读完这个章节后，找出两天时间，一个工作日和一个休息日，并在这两天做一些特别详细的记录。初始目标是识别每一次你有以下体验或行为的时候。

- 检查自己的身体或身体的某个部分。
- 特别关注自己的身体。
- 审视他人的身体。
- 比较自己和他人的身体。
- 回避自己的身体。
- "感觉胖"。

为此，你需要一个额外的专用记录表（图30）。填写体象记录表的说明见表11。尽最大的努力及时记录，如果你有很多可写，不要感到惊讶或不安。试着捕捉每一件事，无论将这些事情抛之脑后有多诱人。图31是一份完整的体象记录表的示例。

时　　间	检查等行为	地　　点	情境、想法和感受

图30　空白体象记录表。购买本书后，此表可影印或下载（详情请参阅目录后的说明）。

表11　体象记录表填写说明

第1列：记录事件发生的时间

第2列：每次检查或回避自己的身体、特别关注自己的身体、比较自己和他人的身体、审视他人的身体或"感觉胖"时，都要记录下来；在这期间，准确地记下自己做了什么，并在括号里标注这种感觉或行为的持续时间

第3列：记录下事件发生的地点

第4列：记录下与之相伴的情境、想法和感受

时间	检查等行为	地点	情境、想法和感受
6:30	看着镜子里的自己（2分钟）	厨房	我的脸看起来很胖。
7:00	穿衣服的时候对着镜子不停地转来转去，打量自己（5分钟） 掐了自己肚子上的肥肉（2分钟）	卧室	我的肚子真恶心。
8:30	检查我穿这条裙子是否显得屁股大（5分钟）	工作室的浴室	我怎么这么胖？我只可以吃早餐！
10:00	边吃边低头看肚子（2分钟）	办公桌	真不敢相信我的肚子这么大，一看就恶心，为什么我不能瘦一点呢？
1:15	看着公园里瘦瘦的跑步者（15分钟）	公园	我应该像这些人一样去跑步！
7:30	看看最近明星们的饮食（15分钟）	客厅	我非常嫉妒这些女人；要是我有一个私人健身教练和更坚定的意志力就好了！
9:00	看看我坐着的时候大腿是如何铺开的	客厅	我受够了！我讨厌自己！

图31   一份已经完成的体象记录表。

一旦两天的记录结束，你应该对它们进行回顾。如果它们显示你的体形检查、回避或"感觉胖"是经常发生的，那么该现象很可能会助长你对体形和体重的关注，因此它将是非常值得解决的问题。如果这些现象中的几个同时出现，这种情况很常见，那就从一个问题开始解决，然后在几个星期后开始处理另一个问题。解决你过度关注的"表达"会让你对自己感觉好得多，并且会可靠地减少你过度关注的程度。

应对体形检查

正如我们在第4章中讨论的，体形检查有多种形式。常见的形式包括在镜子中观察身体的特定部位，捏或摸身体，评估身上衣物或配饰（如手表或戒指）的松紧程度，以及在坐下时观察大腿扩展到什么程度。如果你是男性，你可能会更关心自己的身材和肌肉（或缺少肌肉），因此你对体形的检查可能会集中在这一方面。

> 详细检查有放大效应，镜子是复杂的。

无论是极端的（如非常详细地检查）还是频繁的体形检查都是没有帮助的，因为它们往往会夸大对体形和外观的关注。还记得我们在第4章（参见第51页）中讨论的审视的放大效应以及解释你在镜子里看到的东西所涉及的复杂性吗（第50页）？请记住，如果你寻找肥胖，你就一定会找到它。

> 如果你寻找肥胖，你就一定会找到它。

还有检查体重的问题，也就是检查体重秤上的数字。巧的是，在本方案一开始，我们所介绍的"每周称重"就已经解决了检查体重及其反面形式——避免称重（第103页）。如果你曾是个经常称体重或者回避知道自己体重的人，那么你现在应该意识到每周称重的好处了。体形检查也是同样的。

因此，在确定了体形检查的不同形式以及频率之后，将它们记录下来并分为两组：最好是完全停止的以及需要改进的。最好完全停止的事情包括任何特别不寻常的事情，例如反复测量、观察身体或研究身体的某些部分。想想这些行为如果被别人知道了，你会多尴尬。这样的行为最好完全停止。当然，这做起来很困难，而且会暂时增加你对体形的关注，但很快它就会变得容易起来，并且停止这些行为会带来很多好处。它会降低你对体形的关注，消除这种私密且令人痛苦的行为，并且提高你的自尊感。

镜子的使用

更常见的体形检查可能会表现为另一种形式，如使用镜子就是最好的例子。当然，永远不照镜子是不合适或不现实的，因为回避和反复检查一样有问题。相反，该行为是需要修正的。

和之前一样，第一步是找出你目前在做什么，以下是要问自己的关键问题。

- 我多久照一次镜子？
- 我要花多长时间照镜子？
- 照镜子的时候我具体在做什么？
- 我试图想找到什么？（这是一个值得思考的有趣问题）
- 通过这种方式，我能找到我要找的东西吗？
- 在家里，我会用多少不同的镜子？

这些问题你可能从未考虑过。仔细想想，如果你是个经常照镜子的人，你为什么要这样做？你希望找到什么？除非你有照相机般的记忆，否则你无法以这种方式检测出体形变化。最好依靠你的体重图来达到这个目的。

现在，想一想下面的附加问题，每个问题我都给患者提供了各种类型的回答。

1. 什么是好的照镜子的理由？
    检查头发和衣服。
    女性需要一面镜子来化妆和卸妆；男性需要一面镜子来刮胡子。

2. 还有其他好的理由吗？

　　没有。对于有进食问题的人来说，除了上面给出的理由外，没有任何理由去照镜子。

　　镜子对于有进食问题的人来说是"危险的"。最好谨慎地使用它们。

3. 家里最好放几面镜子？

　　一面是脸部的，另一面是全身的。

　　除非它们纯粹是装饰性的，否则最好把其他的镜子去掉。如果周围有大量的镜子，就很难避免过度使用。卧室里的全身镜尤其成问题。

4. 如何避免来自审视的"放大效应"？

　　当你照镜子时，确保不把注意力集中在身体的特定部位，特别是你不喜欢的部位。看看你的整个身体，包括更中性的区域（如手、脚、膝盖、头发）。此外，看看背景环境，因为这有助于提供一种范围感。

5. 光着身子照镜子怎么样？

　　这不是个好主意，除非你打算欣赏自己！

　　有暴食问题的人最不可能欣赏自己。相反，他们倾向于关注不喜欢的部位，并仔细检查它们。

　　在镜子前穿衣服或脱衣服也不是个好主意。

6. 我需要一面镜子来帮我选择穿什么衣服，尤其是当我要出门的时候。

　　也许的确是这样的，但有些人花了太多的时间做这件事，试着穿上三套或更多的衣服。这通常伴随着他们逐渐增加的对外表的不满和自信心的下降。如果你也是如此，试着在穿上它们之前就选好你要穿的衣服（例如，把它放在床上进行选择）。

你的目标应该是实时识别到镜子的使用，并在照镜子前认真地询问自己。对于其他形式的体形检查也要这样做，同时记住第4章中的关键信息（第50~52页）。关于镜子，要审慎地使用它们并试着更好地去解释你所看到的东西。

> 审慎地使用镜子并试着更好地解释你所看到的。

应对做比较

比较是一种特殊形式的体形检查，涉及反复比较自己和其他人的体形或外观，包括与报纸、杂志或互联网上的图片进行比较。正如我们在第4章中所讨论的（第51页），这种比较的惊人之处在于它往往得出一个结论：认为他或她与其他人相比没有吸引力。这一结论是"比较"这一方式的固有偏见导致的结果。

如果你容易反复进行比较并且因此对自己感觉很差，那么这是一个非常值得改掉的习惯。为此，你应该遵循以下步骤。

检查你的记录，想想你的比较是否公平以及它给你的感觉如何。这是否会导致你得出"我的身体相对于其他人来说没有吸引力"的结论？如果是，那么是否有理由对这一结论提出质疑？仔细地检查自己可能会让你相信你的身体看起来比实际情况"更糟糕"，而当你在评价别人时，例如当你在街上和他们擦肩而过的时候，你不会批评他们。记住，你很难对别人的身体和你自己的身体有同样的看法。你有没有低头看过自己的胃胀得有多大？你有没有对别人的身体有过同样的看法？你有没有仔细研究过你身体的某个部位？你用这种方式看过别人的身体吗？仔细观察自己的身体和审视别人的身体有很大的不同，你能看出这里的偏见吗？你从一个特定的角度详细地研究自己的身体（寻找缺点），而你以不同的方式看待别人身体，且没那么挑剔。

还有另外一个偏见的来源：许多有暴食问题的人会把自己和另一群特别有魅力或苗条的人相比较。

开始确定什么时候以及怎样进行比较。在常规的监测记录中记录"比较"，同时记录当时的背景。然后在每次比较中思考以下两个问题。

1. 我将自己与谁比较，我是如何选择他或她的？
2. 我是如何评价这个人的？我关注的是什么方面？

探索你选择一个偏倚群体来与自己比较的可能性。记住这一点，然后你可以做一个有趣的实验。走在一条繁忙的街道上，将自己和每三个路过你的人（和你的性别和年龄相近的人）进行比较。你很可能会发现，这样选择的比较对象的体形和吸引力的变化会比你以前注意到的要多得多。这是因为你一直选择性地将自己与其他特别苗条或有魅力的人进行比较。

考虑一下是否你对他人的评价方式与你对自己的评价方式不同。你会对其他人进行同样程度的审视吗？同样，当思考这个问题时可以做一个实验。去游泳池或健身房的公共更衣室，那里的人往往赤裸着身体或穿得很少。然后选择你认为有吸引力的（性别相同、年龄相近的）人。接下来，谨慎地审视他/她身体的某一部分，专注于你更关注的部分。这样做的时间越长越好……但要记住"只观察某一部分"。你很可能会发现，经过仔细检查，这个人的身体会变得并不像你最初认为的那样完美，他/她也有凸起的肚子或带凹陷的肉。

从现在开始，质疑你从每一个比较中得出的结论。问问你自己，这一比较是否真的是准确和公正的。

如果你倾向于将自己与媒体中的形象进行比较，试着暂时不这么做。在此期间去了解报纸、杂志或网站对照片的修饰。上互联网，搜索"滤镜"，或者搜索"Dove Evolution"①或其他介绍修图技术（PS）的视频。我们需要学会对媒体上的形象保持怀疑的态度，他们中的许多人都是被"操控"的。

---

① Dove Evolution，即多芬进化，是联合利华公司为宣传品牌多芬（Dove），于2007年拍摄的一个创意广告，通过美容、美发瞬间美化女主角的容颜。——译者注

应对体形回避

正如我们在第4章（第52页）中讨论的，体形回避指用来阻止看到和感知到自己身体的行为，也常常包括避免被其他人看自己的身体。身体回避源于他们强烈地不喜欢自己身体的样子或身体的感觉。身体回避主要的问题是会导致关于身体的假设变得无可争议，其结果会造成自我伤害。极端情况下，可能会导致严重损伤，例如，导致一些人不能正常社交或者建立亲密关系。

解决体形回避的最好方式是逐步"暴露"。这包括逐渐适应你对身体的观察和感受。这最好一步一步来。你应该遵循以下建议，尽可能快地完成各个步骤。让自己摆脱体形回避是一种解脱。了解自己的身体远比回避它更好。

> 让自己摆脱体形回避是一种解脱。

如果你在黑暗中穿、脱衣物。从在卧室里点上蜡烛开始，然后逐渐适应在灯光中穿衣服。

如果你避免接触自己的身体。从有意识地清洗自己开始。你可能会先从用海绵洗脸开始，把注意力集中在身体的中性部位，比如脚或手。你应该努力使自己能用双手清洗全身。

如果你试图避免感受自己的身体。做一些能提高你身体觉察，或者涉及某种程度的身体暴露的事情。例如，你可以每天使用身体乳，定期按摩或者去游泳或参加舞蹈班。尽量避免穿宽松、不成形的衣服。

应对感觉胖

正如我们在第4章（第52页）讨论的，"感觉胖"是很重要的因素。这不仅令人痛苦，而且人们常常把"感觉胖"等同于肥胖，因而强化了他们对体形和体重的关注。特别值得注意的是，这种感觉胖的体验，在每一天乃至一天之内都会有很大的波动。这与对体形和体重的过度关注不同，后者往往是相对稳定的（如图32所示）。

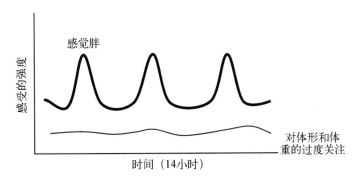

图32　"感觉胖"的波动曲线。

　　如果你常常"感觉胖"，并且这种体验让你痛苦或导致你节食，那么我们就需要去解决这个问题。为此，你需要学习更多的经验。你需要找出是什么触发了这种感受，以及你在这个过程中体验到的其他情绪。这是因为感觉胖似乎是对不愉快情绪和身体体验贴错标签的结果。为了帮助你发现感觉胖背后的原因，请遵循以下四个步骤。

　　从确定你感觉胖的"高峰"开始。请在监测记录的最后一列中记下这些内容。同时记录下你在这时的感受和正在做的事情，以及你在之前一小时所做的事情。尝试实时捕捉这些时刻，因为这样做可能会发现重要的信息。

　　一旦你收集好了一些事例（这可能要花费几天或一周左右的时间），在你的回顾总结中仔细回想每一个事例。就每一情境，问自己以下两个问题。

　　1. 有诱发因素吗？在那之前的一个小时是否发生了什么事让我感觉自己胖？
　　2. 当我感觉胖的时候，我还有其他感受吗？或者我正在做什么？

常见的诱发因素或伴随体验如下。

- 感到无聊、困倦、孤独、抑郁或宿醉。
- 通过体形检查、身体比较、感觉热或出汗、摇晃身体、身体接触、衣服紧绷等感知到了自己的身体。
- 饱腹感、肿胀感或经期前的感觉。

继续（实时）监测你感觉胖的高峰，并且尝试在当下找出原因。每当你感觉胖的时候，问问自己是什么触发了这种感觉，以及感觉胖是否掩盖了什么感受。逐渐地，你可能会总结出一种一贯以来的模式。同时提醒自己这种肥胖的感觉与真实的"变胖"无关，因为你的身体并不会突然发生改变。

继续识别感觉胖的高峰和它们的起因，但是，现在练习处理它们的根本原因。这个任务可能包括一个简单的常识性解决方案，比如脱掉衣服、换件别的衣服、洗个澡或者打个盹。或者它可能涉及使用我们在第4步中练习的解决问题的方法（第150页）。

在接下来的一个月左右，坚持处理"胖的感受"。你会发现这种感受的频率和强度会逐渐下降。当你开始意识到它与真正的肥胖无关时，它也将失去意义。

体像模块的回顾总结

在每周的回顾部分，你应该认真查看自己的监测记录和总结表，除了问第1步到第4步中的问题以及节食模块（如果符合你的情况的话）中的问题外，问自己以下两个问题。

1. 我的生活是否越来越丰富？我在做新的事情吗？
2. 我正在处理过度关注体形和体重的三个主要"表达"吗？

- 体形检查（包括做比较）。
- 体形回避。
- 感觉胖。

同时，记得每周完成总结表，**将出现以下情况的日子归类为"改变日"。**

- 准确监测。
- 坚持每周称重。
- 尽最大的努力去坚持规律的进食模式（第2步）。
- 用替代性活动清单来处理暴食或催吐的冲动（第3步）。
- 利用每一个可能的机会练习解决问题（第4步）。
- 解决了严格的节食（如果适用的话）。
- 参加了一项新的活动。
- 你在解决体形检查、身体回避和感觉胖方面取得了进步。

何时进入下一步

改变体象问题需要花费几个月的时间。毕竟，你是在试图改变看待和评价自己的方式。请务必坚持，否则你还是会很容易暴食。这份坚持是值得的。与此同时，你也可以应对节食问题，即本方案现阶段的另一个模块。

最后一点。不要忘记完成最后一个模块——"好的结束"。这将有助于确保你所做的改变能够长期保持下去。

> 最重要的是要坚持，否则你还是会很容易暴食。

好的结束

第 1 步：好的开始 自我监测 每周称重

第 2 步：规律进食 建立规律的进食模式 停止催吐、滥用泻药或利尿剂

第 3 步：替代暴食的方法 以替代性活动代替暴食 确认体重的改变

第 4 步：解决问题 练习问题解决

第 5 步：总结与评估 回顾进步 确定其他需要解决的问题

节食模块 处理严格的节食	**体像模块** 处理对体形的担忧，处理体形检查、体形回避、感觉胖

好的结束 保持进步 应对挫折

现在你几乎已经完成了整个项目，是时候再次进行评估了。你可能仍然有严重的进食问题。如果暴食继续影响你的生活质量，你应该认真考虑寻求进一步的帮助。本方案一开始就简要介绍了各种选择（第104页）。事实上，即使这个方案对你没有任何帮助，或者只是在有限的程度上帮助了你，这并不意味着你的进食问题无法解决。事实远非如此。治疗的方法有很多。你一定不要放弃。

另一方面，问题可能已经得到改善，或者正在改善中。如果是这种情况，那么最后你需要考虑两件事。

1. 如何保持进步。
2. 如何应对挫折。

这两个主题是这个最后模块的重点。

保持进步

如果你的暴食问题得到了些许或显著的改善，那么你应该继续使用那些你认为最有帮助的技巧。这样你才可能继续进步。尤其重要的是要坚持"规律进食"，这可能会是永久的。持续"解决问题"也会有所帮助。同时，你应该继续通过规律的回顾总结（在接下来的3个月左右）来关注你的进步。

不过本方案中的某些部分是可以停止的。如果你进食稳定且令人满意，那么你可以停止自我监测。不过，要谨慎，毕竟你不想面对持续的困难。

与此类似，如果你的体重稳定且令人满意，你可以停止每周称重。不过你也可以将此作为健康生活方式的一部分。

应对挫折

现实期望的重要性

已经停止暴食的人通常都会希望自己再也不要复发。这种期望是可以理解的，但它既不能对你的病情有所帮助，也不现实。你应该将进食问题视作自己的致命弱点。在困难的时候，你仍然会倾向于开始这样的反应。就像有些人对压力的反应是变得抑郁、易怒或酗酒，所以有进食问题的人很可能会开始不同的进食模式。

挫折的诱因

挫折是不可避免的，尤其是在你摆脱进食问题的几周或几个月内，再往后出现挫折的概率不大。然而，它们也可以发生在任何时间，甚至几年或几十年后。最可能的诱因如下。

- 消极事件：压力事件，尤其是那些威胁自尊的事件。
- 发展成临床上的抑郁症：抑郁症尤其容易诱发挫折。
- 体形或体重相关的事件：包括体重的显著增加，"肥胖"明显增加，来自他人的批评意见，怀孕后的体形和体重变化，以及因疾病而减轻的体重。
- 进食相关事件：包括重新开始节食，打破进食规则和暴食（即，由一次暴食引发另一次暴食）。

虽然在这些事情和环境中，有一些是你无法控制的，但其中最重要的一件事是你可以控制的，即节食。为了将暴食问题再次出现的概率降到最低，请尽你最大的努力不去节食，最重要的是，不要严格节食（参见第4章，第37页）。

应对挫折

考虑到挫折是不可避免的，有一个应对挫折的计划很重要（即便你认为对你而言并不需要）。事实上，如何处理挫折是预防复发的关键。

很重要的一点是你要把"失误"和"复发"区分开。失误只是一次挫折或疏漏，而**复发**是指回到原点。这两个词有不同的含义。失误的概念隐含的观点是，其中可能会有一定程度的恶化；而复发的概念意味着一个人从健康的状态回到了原点。现在你应该很熟悉这种思维方式了，这就是"全或无"（两极化）思维的另一种体现，这种思维方式在暴食障碍患者中很常见。

为了减少复发的机会，很重要的一点是不要把任何失误（或挫折）错误地贴上复发的标签，因为这样做可能会影响到你的行为。如果你认为自己失误了，你很可能会采取积极的措施回到正轨，而如果你认为自己是复发，很可能你会放弃，结果事情会变得更糟。

以下是三个应对失误的方法。

尽早发现问题。这很重要。"将头埋在沙子里"的方法只会让事情变得更糟糕。如果你又出现了暴食或是暴食变得更加频繁，你应该行动起来，而且要尽快采取行动。如果你认为出现了问题，你最好假设情况就是出问题了，并采取措施来解决它。如果你认为你可能会遇到挫折，几乎可以肯定你就是遇到了。

做正确的事情。重新开始这本书中的治疗方案：重启自我监测和每周称重，促使自己规律进食并参与整个方案中任何与自己相关的部分。做自己的治疗师。重读第二部分的全部内容。尽你最大的努力抵制限制进食的诱惑，因为这只会让你更容易暴食。记得每隔几天回顾一下自己的进步。

确定并处理挫折的诱发因素。你需要考虑是什么导致了这次挫折。这可能显而易见，也可能不是。长时间仔细思考这个问题。一旦确定了可能的诱发因素，就着手处理它，可以使用第4步中的解决问题的方法（第147页）。

有了这套三管齐下的方法，你会发现你可以把大部分的失误扼杀在萌芽之中，而不是让它们生根发芽。但如果你没有成功，你需要认真考虑寻求专业的帮助。附录1提供了行动指南。

附录 1

获得针对暴食的专业帮助

如果你认为需要得到外界的帮助，以解决你的进食问题或相关的困难，那么重要的是你需要找到有能力帮助你的人。要找到这样的专业人士并不是一件容易的事。你的医生或其他医疗专业人员可以向你推荐合适的人选。如果没有的话，你可以上网搜索，进食障碍学会（www.aedweb.org）是一个不错的选择。这是一个致力于进食障碍研究、教育、治疗和预防的专业组织。它能够提供专业的指导，同时还会提供美国以及其他国家的类似组织的联系方式。

附录 2

计算体质指数

体质指数（BMI）是判断某人为低体重、正常体重还是超重的一个有效指标。它只是简单的数字，代表一个人根据其身高进行校准后的体重情况。具体计算方法是用体重（kg）除以身高（m）的平方，即，体重/（身高×身高）。一般来说，BMI适用于年龄在18~60岁的成年人，但肌肉特别发达的人除外（例如许多运动员）。

图33可以用来确定你的BMI值。沿着表头找到你的身高，然后在最左边一列找到你的体重。身高和体重的交点即BMI值。

或者，你也可以使用网上的各类BMI计算器（例如www.cdc.gov/healthyweight/assessment/BMI）。

以下是用于区分低体重、健康体重、超重或肥胖的BMI值。

- 低体重：BMI值低于18.5。
- 健康体重：BMI值介于18.5~24.9。
- 超重：BMI值介于25.0~29.9。
- 肥胖：BMI值大于或等于30.0。

请注意这些阈值的设定是基于健康风险，而非外表的。

如果你的BMI值在25.0或以上，你就会面临很多的健康问题，主要问题如下。

- 糖尿病。
- 心脏病和高血压。
- 脑卒中（俗称"中风"）。

- 某些肿瘤。
- 骨关节炎。
- 妊娠并发症。

在附录3中，我们会讨论如果你的BMI值大于或等于25.0（即超重）且存在暴食问题的情况。

身高（英尺、米）

体重（磅和千克，千克，或英石和磅）			58.0 / 1.47	59.0 / 1.50	60.0 / 1.52	61.0 / 1.55	62.0 / 1.57	63.0 / 1.60	64.0 / 1.63	65.0 / 1.65	66.0 / 1.68	67.0 / 1.70	68.0 / 1.73	69.0 / 1.75	70.0 / 1.78	71.0 / 1.80	72.0 / 1.83	73.0 / 1.85	74.0 / 1.88	75.0 / 1.91	76.0 / 1.93
磅	千克	英石																			
80.0	36.3	5st 10lb	16.8	16.1	15.7	15.1	14.7	14.2	13.7	13.3	12.9	12.6	12.1	11.9	11.5	11.2	10.8	10.6	10.3	10.0	9.7
85.0	38.6	6st 1lb	17.9	17.2	16.7	16.1	15.7	15.1	14.5	14.2	13.7	13.4	12.9	12.6	12.2	11.9	11.5	11.3	10.9	10.6	10.4
90.0	40.9	6st 6lb	18.9	18.2	17.7	17.0	16.6	16.0	15.4	15.0	14.5	14.2	13.7	13.4	12.9	12.6	12.2	12.0	11.6	11.2	11.0
95.0	43.1	6st 11lb	19.9	19.2	18.7	17.9	17.5	16.8	16.2	15.8	15.3	14.9	14.4	14.1	13.6	13.3	12.9	12.6	12.2	11.8	11.6
100.0	45.5	7st 2lb	21.1	20.2	19.7	18.9	18.5	17.8	17.1	16.7	16.1	15.7	15.2	14.9	14.4	14.0	13.6	13.3	12.9	12.5	12.2
105.0	47.7	7st 7lb	22.1	21.2	20.6	19.9	19.4	18.6	18.0	17.5	16.9	16.5	15.9	15.6	15.1	14.7	14.2	13.9	13.5	13.1	12.8
110.0	50.0	7st 12lb	23.1	22.2	21.6	20.8	20.3	19.5	18.8	18.4	17.7	17.3	16.7	16.3	15.8	15.4	14.9	14.6	14.1	13.7	13.4
115.0	52.3	8st 3lb	24.2	23.2	22.6	21.8	21.2	20.4	19.7	19.2	18.5	18.1	17.5	17.1	16.5	16.1	15.6	15.3	14.8	14.3	14.0
120.0	54.5	8st 8lb	25.2	24.2	23.6	22.7	22.1	21.3	20.5	20.0	19.3	18.9	18.2	17.8	17.2	16.8	16.3	15.9	15.4	14.9	14.6
125.0	56.8	8st 13lb	26.3	25.2	24.6	23.6	23.0	22.2	21.4	20.9	20.1	19.7	19.0	18.5	17.9	17.5	17.0	16.6	16.1	15.6	15.2
130.0	59.1	9st 4lb	27.3	26.3	25.6	24.6	24.0	23.1	22.2	21.7	20.9	20.4	19.7	19.3	18.7	18.2	17.6	17.3	16.7	16.2	15.9
135.0	61.4	9st 9lb	28.4	27.3	26.6	25.6	24.9	24.0	23.1	22.6	21.8	21.2	20.5	20.0	19.4	19.0	18.3	17.9	17.4	16.8	16.5
140.0	63.6	10st	29.4	28.3	27.5	26.5	25.8	24.8	23.9	23.4	22.5	22.0	21.3	20.8	20.1	19.6	19.0	18.6	18.0	17.4	17.1
145.0	65.9	10st 5lb	30.5	29.3	28.5	27.4	26.7	25.7	24.8	24.2	23.3	22.8	22.0	21.5	20.8	20.3	19.7	19.3	18.6	18.1	17.7
150.0	68.2	10st 10lb	31.6	30.3	29.5	28.4	27.7	26.6	25.7	25.1	24.2	23.6	22.8	22.3	21.5	21.0	20.4	19.9	19.3	18.7	18.3
155.0	70.5	11st 1lb	32.6	31.3	30.5	29.3	28.6	27.5	26.5	25.9	25.0	24.4	23.6	23.0	22.3	21.8	21.1	20.6	19.9	19.3	18.9
160.0	72.7	11st 6lb	33.6	32.3	31.5	30.3	29.5	28.4	27.4	26.7	25.8	25.2	24.3	23.7	22.9	22.4	21.7	21.2	20.6	19.9	19.5
165.0	75.0	11st 11lb	34.7	33.3	32.5	31.2	30.4	29.3	28.2	27.5	26.6	26.0	25.1	24.5	23.7	23.1	22.4	21.9	21.2	20.6	20.1
170.0	77.3	12st 2lb	35.8	34.4	33.5	32.2	31.4	30.2	29.1	28.4	27.4	26.7	25.8	25.2	24.4	23.9	23.1	22.6	21.9	21.2	20.8
175.0	79.5	12st 7lb	36.8	35.3	34.4	33.1	32.3	31.1	29.9	29.2	28.2	27.5	26.6	26.0	25.1	24.5	23.7	23.2	22.5	21.8	21.3
180.0	81.8	12st 12lb	37.9	36.4	35.4	34.0	33.2	32.0	30.8	30.0	29.0	28.3	27.3	26.7	25.8	25.2	24.4	23.9	23.1	22.4	22.0

体重（磅和千克，或英石和磅）

磅	千克	英石/磅																			
185.0	84.1	13st 3lb	38.9	37.4	36.4	35.0	34.1	32.9	31.7	30.9	29.8	29.1	28.1	27.5	26.5	26.0	25.1	24.6	23.8	23.1	22.6
190.0	86.4	13lb 8lb	40.0	38.4	37.4	36.0	35.1	33.8	32.5	31.7	30.6	29.9	28.9	28.2	27.3	26.7	25.8	25.2	24.4	23.7	23.2
195.0	88.6	13st 13lb	41.0	39.4	38.3	36.9	35.9	34.6	33.3	32.5	31.4	30.7	29.6	28.9	28.0	27.3	26.5	25.9	25.1	24.3	23.8
200.0	90.9	14st 4lb	42.1	40.4	39.3	37.8	36.9	35.5	34.2	33.4	32.2	31.5	30.4	29.7	28.7	28.1	27.1	26.6	25.7	24.9	24.4
205.0	93.2	14st 9lb	43.1	41.4	40.3	38.8	37.8	36.4	35.1	34.2	33.0	32.2	31.1	30.4	29.4	28.8	27.8	27.2	26.4	25.5	25.0
210.0	95.5	15st	44.2	42.4	41.3	39.8	38.7	37.3	35.9	35.1	33.8	33.0	31.9	31.2	30.1	29.5	28.5	27.9	27.0	26.2	25.6
215.0	97.7	15st 5lb	45.2	43.4	42.3	40.7	39.6	38.2	36.8	35.9	34.6	33.8	32.6	31.9	30.8	30.2	29.2	28.5	27.6	26.8	26.2
220.0	100.0	15st 10lb	46.3	44.4	43.3	41.6	40.6	39.1	37.6	36.7	35.4	34.6	33.4	32.7	31.6	30.9	29.9	29.2	28.3	27.4	26.8
225.0	102.3	16st 1lb	47.3	45.5	44.3	42.6	41.5	40.0	38.5	37.6	36.2	35.4	34.2	33.4	32.3	31.6	30.5	29.9	28.9	28.0	27.5
230.0	104.5	16st 6lb	48.4	46.4	45.2	43.5	42.4	40.8	39.3	38.4	37.0	36.2	34.9	34.1	33.0	32.3	31.2	30.5	29.6	28.6	28.1
235.0	106.8	16st 11lb	49.4	47.5	46.2	44.5	43.3	41.7	40.2	39.2	37.8	37.0	35.7	34.9	33.7	33.0	31.9	31.2	30.2	29.3	28.7
240.0	109.1	17st 2lb	50.5	48.5	47.2	45.4	44.3	42.6	41.1	40.1	38.7	37.8	36.5	35.6	34.4	33.7	32.6	31.9	30.9	29.9	29.3
245.0	111.4	17st 7lb	51.6	49.5	48.2	46.4	45.2	43.5	41.9	40.9	39.5	38.5	37.2	36.4	35.2	34.4	33.3	32.5	31.5	30.5	29.9
250.0	113.6	17st 12lb	52.6	50.5	49.2	47.3	46.1	44.4	42.8	41.7	40.2	39.3	38.0	37.1	35.9	35.1	33.9	33.2	32.1	31.1	30.5
255.0	115.9	18st 3lb	53.6	51.5	50.2	48.2	47.0	45.3	43.6	42.6	41.1	40.1	38.7	37.8	36.6	35.9	34.6	33.9	32.8	31.8	31.1
260.0	118.2	18st 8lb	54.7	52.5	51.2	49.2	48.0	46.2	44.5	43.4	41.9	40.9	39.5	38.6	37.3	36.5	35.3	34.5	33.4	32.4	31.7
265.0	120.5	18st 13lb	55.8	53.6	52.2	50.2	48.9	47.1	45.4	44.3	42.7	41.7	40.3	39.3	38.0	37.2	36.0	35.2	34.1	33.0	32.3
270.0	122.7	19st 4lb	56.8	54.5	53.1	51.1	49.8	47.9	46.2	45.1	43.5	42.5	41.0	40.1	38.7	37.9	36.6	35.9	34.7	33.6	32.9
275.0	125.0	19st 9lb	57.8	55.6	54.1	52.0	50.7	48.8	47.0	45.9	44.3	43.3	41.8	40.8	39.5	38.6	37.3	36.5	35.4	34.3	33.6
280.0	127.3	20st	58.9	56.6	55.1	53.0	51.6	49.7	47.9	46.8	45.1	44.0	42.5	41.6	40.2	39.3	38.0	37.2	36.0	34.9	34.2
285.0	129.5	20st 5lb	59.9	57.6	56.1	53.9	52.5	50.6	48.7	47.6	45.9	44.8	43.3	42.3	40.9	40.0	38.7	37.8	36.6	35.5	34.8
290.0	131.8	20st 10lb	61.0	58.6	57.0	54.9	53.5	51.5	49.6	48.4	46.7	45.6	44.0	43.0	41.6	40.7	39.4	38.5	37.3	36.1	35.4
295.0	134.1	21st 1lb	62.1	59.6	58.0	55.8	54.4	52.4	50.5	49.3	47.5	46.4	44.8	43.8	42.3	41.4	40.0	39.2	37.9	36.8	36.0
300.0	136.4	21st 6lb	63.1	60.6	59.0	56.8	55.3	53.3	51.3	50.1	48.3	47.2	45.6	44.5	43.1	42.1	40.7	39.9	38.6	37.4	36.6

图33　BMI表

附录3

如果你目前超重

一些有暴食行为的患者同时也存在超重的问题（BMI值大于或等于25.0；参见附录2）。暴食与肥胖之间的关系很复杂：两者相互作用，相互加剧（参见第6章）。暴食会让肥胖问题持续，另一方面，那些涉及严格控制进食的肥胖治疗方法往往会使暴食问题恶化。一般来说，如果你同时有暴食问题和体重问题，最好先处理进食问题。

> 如果你同时有暴食问题和体重问题，最好先处理进食问题。

关于体重问题的处理，首先是要去看医生或其他医疗专业人士，和他们讨论你的健康状况、BMI和减重的愿望。专业人士能和你探讨减重的可行性，并帮助你确定合适的减重目标。

下一步是确定减肥方案。不幸的是，并非所有的方案都是值得推荐的。有些人提出不切实际的要求，有些人支持不健康的做法。因此，在开始行动前，你需要认真地检查整个方案。你的医生或医疗专业人员也许可以向你提供推荐。

如果你不确定该怎么做，可以浏览美国国立卫生研究院（National Institutes of Health）的主页。他们有一个"体重控制信息网络"（http://win.niddk.nih.gov），上面会提供最新的有关体重控制的信息，以及大量实用的文献，比如名为《选择安全而成功的减肥计划》（Choosing a Safe and Successful Weight-Loss Program）的优秀文章。

要记住，在选择减肥方案时，最重要一点是它是否有可能使你的暴食问题恶化或复发。你要与方案的相关人员讨论这个问题。你应当避免实践那些鼓励严格节食或禁止食用特定食物的减肥计划。

> 你应当避免实践那些严格节食或禁止食用特定食物的减肥计划。

有进食问题的人同时有其他问题并不罕见。虽然这些问题的性质各不相同，但往往涉及情绪、自尊和自信、完美主义以及令人不满的人际关系和生活环境。对于这些伴随的问题，我们应该做些什么呢？这取决于问题的严重程度和你所处的环境。如果它很严重，即使只是做一些评定，你也应该寻求专业意见。特别是当你情绪异常低落，而且这种情况已经持续了几周的时候。抑郁症与暴食问题并存并不罕见。如果这个问题不大，没有到需要就医的地步，你可以尝试自己解决它，比如使用以下某种自助项目。

推荐的自助书籍

有一些和本书类似的自助手册，为战胜伴随暴食而来的问题提供了清晰、明确的指导方案。下面我按它们涉及的主题对它们进行分类。这是基于我对现有书籍和可靠专家的了解所提供的选择列表。当然，我本可以列出更多优秀的图书，但如果我这样做了，我就没法突出我想要推荐的图书。以下所有图书都已出版且为最新版本。

普遍性问题

Butler, G., & Hope, T. (2007). *Managing your mind* (2nd ed.). New York: Oxford University Press.

与下面的书不同，这本书涵盖了广泛的主题，包括情绪、人际关系、物质滥用、睡眠、学习、决策等问题。它的优点在于广度。如果你认为自己可能有问题，想要了解更多关于某些问题及其可能的解决方案，这本书是个很好的开始。

缺乏自信

Alberti, R., & Emmons, M. (2008). *Your perfect right*. Atascadero, CA: Impact.

这是一本名副其实的畅销书。它以引人入胜且非常实用的方式，处理过度自信和缺乏自信的问题。很多人都从此书中获益。

完美主义

Antony, M. M., & Swinson, R. P. (2008). *When perfect isn't good enough*. Oakland, CA: New Harbinger.

这是一本经典的图书，经受了时间的考验。本书由该领域的两位专家撰写，旨在应对完美主义这一经常被忽视的问题。如果你怀疑自己可能有这种问题（或者其他人认为你有这种倾向），那么这本书就是为你准备的。

低自尊

Fennell, M. (2009). *Overcoming low self-esteem*. London: Robinson.

这本书是由一位研究自尊的专家写的。它帮助读者探索自尊和自尊建立的基础。书中还推荐了认知行为疗法中的一些技术和策略，用以增强一个人的自我认知。

婚姻冲突

Gottman, J., & Silver, N. (2007). *The seven principles for making marriage work*. London: Orion.

这本书是我值得信赖的同事推荐的。它为改善婚姻关系提供了直接且有循证依据的指导方案，其重点是修复重要关系。

附录 5

给家人和朋友的建议

《战胜暴食的CBT-E方法》提供了两部分内容，第一是关于暴食问题的已知信息和治疗，第二是根据现有的最有效的治疗所制定的详细、循序渐进的自助方案。

如果你购买这本书是因为担心你的亲戚或朋友可能有暴食问题，那么主要的描述性章节（第1章和第4章）应该可以阐明该问题。如果你担心暴食问题对生理的影响，请阅读第5章。治疗则在第8章中进行讨论。

也许你认为你的亲友存在暴食，但你们从未讨论过这个问题。这是个困难的局面，因为他们显然有权决定是否要讨论它。但不管怎么说，确保他们了解情况似乎很合理。因此，鼓励他们阅读本书是一个好的开始。如何才能最好地做到这一点将取决于具体情况，并且可能需要你具有相当的敏感性。请记住，暴食问题常常与羞耻和自责有关，所以一旦被"发现"，可能会给患者带来相当大的冲击。

如果暴食问题是公开的，那么此时的问题可能在于你要如何为亲友提供帮助。这取决于他们是否想要改变。如果他们对此犹豫，那么你可以建议他/她阅读第二部分开头的章节"为什么要改变？"（第101页）。如果他/她已经有改变的愿望，你们可以一起回顾各种治疗方案（第104页）以决定哪一种是最好的。如果你们决定寻求专业治疗，那么你可以帮助他/她达到这个目标。一旦确定了称职的治疗师（用于指导，见附录1），你也可能会找到自己应该在整个治疗中扮演什么角色（如果有的话）。但很重要的一点是，你应该避免过度卷入治疗中。更多的时候，你只需要站在他/她的身后，在他/她需要的时候出现，这就是最有力的支持了。

如果你们的决定是使用第二部分介绍的自助方案，那么你最好扮演一个次要的角色。你可以阅读第一部分并熟悉第二部分，以了解整个方案的内容，至于你怎么做才能给亲友提供最大限度的帮助，这需要由他们来决定。请记住，这个方案的目标是让有暴食问题的患者成为自己的治疗师。在困难时期，你可能只能扮演潜在的支持或建议提供者的角色，而这可能是一个很难扮演的角色。因为很多时候你可能会在不该介入的时候想要介入，或者在不恰当的时候被患者要求提供帮助。

你的亲友有时会感到沮丧，甚至绝望。他们可能觉得自己永远无法克服暴食问题。如果他们与你分享这种感受，你可以帮助他们以一种中立的方式回顾之前的进步，并确保强调他们已取得的所有成就，因为这很可能会被他们忽视。你要指出他们所有进步的迹象，并尽可能多地给予鼓励。

还有值得指出的一点是，你可能会觉得这个方案过于简单而无法执行。事实并非如此。它已经得到了广泛的验证，可能比其他任何自助方案（针对任何问题）都有更好的测试结果，而且它已经被证实是有效的（参见第8章）。所以尽量不要改动方案。相反，你应该放下所有疑虑，尽你所能去支持你的亲友。

作为一名帮助暴食障碍患者的治疗师，你可以选择在本自助方案中扮演下面两个角色中的一个。你可以直接帮助患者遵循本方案（称为"指导式自助"，参见第95页），或者你也可以在支持他/她使用本自助方案的同时，提供另一种完全不同的治疗方式。在后一种情况下，你可能会较少参与自助方案，但即便如此，我也建议治疗师要熟悉本自助方案，防止它与你提供的治疗发生冲突。

一项在美国及其他地区开展的广泛而有力的研究结果表明，指导式自助是帮助有暴食问题的人的有效方法。这当然是非常好的第一步。本方案需要你和来访者进行定期的会谈。会谈时间可能很短（少于30分钟），尽管最好每周都安排会谈，但这并非必须。由于本方案的目标是让使用者成为自己的治疗师，所以你的角色和传统治疗中的不同。在指导式自助中，你将作为一个"促进者"。你的主要职责是监督来访者的进展，提供鼓励，在遇到困难时，帮助他/她从本方案中找出解决方法。要做到这一点，你需要对整个方案非常熟悉。

在指导式自助中，你重要的角色任务之一是让来访者保持动力。推荐的方式是在每次会谈开始时检查来访者的自我监测记录，因为它是一种识别和强调进步的方法。另一个重要的角色任务是，你需要确保来访者以恰当的进度完成此方案。有些人推进得过快，有些人则过慢。"什么时候开始下一步"的部分为何时可以从一个步骤进入下一个步骤提供了清晰的指南。你的第三个角色任务是让来访者专注于方案的目标，即克服他/她的暴食问题。在履行这些角色任务的同时，你要站在来访者身后，这对一些治疗师来说是不熟悉的一种立场。记住，指导式自助是"自助"的一种形式。有暴食问题的人必须为自己负责，并成为自己的治疗师。

　　本书还有另一种用法。由于它提供了可靠的信息和建议，它可以作为传统治疗方法的补充。例如，它被广泛地用作药物治疗、认知行为治疗和其他心理治疗的辅助手段。此外，它还经常用于住院患者的治疗项目中。

延伸阅读

任何延伸阅读提供的清单都会很快过时。因此，下面的列表仅提供能经受时间考验的一些关键资源。想要获得更多最新资讯的读者应该多上网搜索。你可以使用一些关键词，这会让你的搜索变得更方便有效。

以下两本主要的学术期刊会专门讨论进食障碍的问题：

— *International Journal of Eating Disorders*
— *European Eating Disorders Review*

这些期刊的网站值得查询。另外，还有一本新的杂志：*Journal of Eating Disorders*。此外，在领先的医学、精神病学和心理学期刊上也会定期发表有关进食障碍的文章，所有这些期刊都已在互联网上建立了索引。

关于进食障碍的图书很多，以下是一些专业人士的重要参考书目。

— Agras, W. S. (Ed.). (2010). *The Oxford handbook of eating disorders*. New York: Oxford University Press.
— Fairburn, C. G. (2008). *Cognitive behavior therapy and eating disorders*. New York: Guilford Press.
— Grilo, C. M. (2006). *Eating and weight disorders*. New York: Psychology Press.
— Grilo, C. M., & Mitchell, J. E. (Eds.). (2010). *The treatment of eating disorders*. New York: Guilford Press.
— Le Grange, D., & Lock, J. (Eds.). (2011). *Eating disorders in children and adolescents*. New

York: Guilford Press.

以下是与本书各部分有关的拓展信息来源。大多数都是资料来源，它们并非详尽无遗。

关于本书及使用方法

— Fairburn, C. G., Cooper, Z., & Shafran, R. (2003). Cognitive behaviour therapy for eating disorders: A "transdiagnostic" theory and treatment. *Behaviour Research and Therapy, 41,* 509–528.

— Fairburn, C. G., Cooper, Z., Doll, H. A., O'Connor, M. E., Bohn, K., Hawker, D. M., et al. (2009). Transdiagnostic cognitive behavioral therapy for patients with eating disorders: A two-site trial with 60–week follow-up. *American Journal of Psychiatry, 166,* 311–319.

— Wilson, G. T., & Zandberg, L. J. (2012). Cognitive-behavioral guided selfhelp for eating disorders: Effectiveness and scalability. *Clinical Psychology Review, 32,* 343–357.

克服暴食的随机对照研究

— Carter, J. C., & Fairburn, C. G. (1998). Cognitive-behavioral self-help for binge eating disorder: A controlled effectiveness study. *Journal of Consulting and Clinical Psychology, 66,* 616–623.

— DeBar, L., Striegel-Moore, R., Wilson, G. T., Perrin, N., Yarborough, B. J., Dickerson, J., et al. (2011). Guided self-help treatment for recurrent binge eating: Replication and extension. *Psychiatric Services, 62,* 367–373.

— Dunn, E. C., Neighbors, C., & Larimer, M. E. (2006). Motivational enhancement therapy and self-help treatment for binge eaters. *Psychology of Addictive Behaviors, 20,* 44–52.

— Ghaderi, A. (2006). Attrition and outcome in self-help treatment for bulimia nervosa and binge eating disorder: A constructive replication. *Eating Behaviors, 7,* 300–308.

— Ghaderi, A., & Scott, B. (2003). Pure and guided self-help for full and subthreshold bulimia nervosa and binge eating disorder. *British Journal of Clinical Psychology, 42,* 257–269.

— Grilo, C. M., & Masheb, R. M. (2005). A randomized controlled comparison of guided self-help, cognitive behavioral therapy and behavioral weight loss for binge eating disorder. *Behaviour Research and Therapy, 43,* 1509–1525.

— Grilo, C. M., Masheb, R. M., & Salant, S. L. (2005). Cognitive behavioral therapy guided self-help and orlistat for the treatment of binge eating disorder: A randomized, double-blind, placebo-controlled trial. *Biological Psychiatry, 57,* 1193–1201.

— Ljotsson, B., Lundin, C., Mitsell, K., Carlbring, P., Ramklint, M., & Ghaderi, A. (2007). Remote treatment of bulimia nervosa and binge eating disorder: A randomized trial of Internet-assisted cognitive behavioral therapy. *Behaviour Research and Therapy, 45,* 649–661.

— Loeb, K. L., Wilson, G. T., Gilbert, J. S., & Labouvie, E. (2000). Guided and unguided self-help for binge eating. *Behaviour Research and Therapy, 30,* 259–272.

— Mitchell, J. E., Agras, S., Crow, S., Halmi, K., Fairburn, C. G., Bryson, S., et al. (2011). Stepped care and cognitive behavioral therapy for bulimia nervosa: Randomised trial. *British Journal of Psychiatry, 198,* 391–397.

— Palmer, R. L., Birchall, H., McGrain, L., & Sullivan, V. (2002). Self-help for bulimic disorders: A randomized controlled trial comparing minimal guidance with face-to-face or telephone guidance. *British Journal of Psychiatry, 181,* 230–235.

— Ramklint, M., Jeansson, M., Holmgren, S., & Ghaderi, A. (2012). Guided self-help as the first step for bulimic symptoms: Implementation of a stepped-care model with specialized psychiatry. *International Journal of Eating Disorders, 45,* 70–78.

— Striegel-Moore, R. H., Wilson, G. T., DeBar, L., Perrin, N., Lynch, F., Rosselli, F., et al. (2010). Cognitive behavioral guided self-help for the treatment of recurrent binge eating. *Journal of Consulting and Clinical Psychology, 78,* 312–321.

— Walsh, B. T., Fairburn, C. G., Mickley, D., Sysko, R., & Parides, M. K. (2004). Treatment of bulimia nervosa in a primary care setting. *American Journal of Psychiatry, 161,* 556–561.

— Wilson, G. T., Wilfley, D. E., Agras, W. S., & Bryson, S. W. (2010). Psychological treatments for binge eating disorder. *Archives of General Psychiatry, 67,* 94–101.

第一部分

第 1 章

— Fairburn, C. G. (2008). The transdiagnostic view and the cognitive behavioral theory. In C. G. Fairburn, *Cognitive behavior therapy and eating disorders.* New York: Guilford Press.

— Walsh, B. T. (2011). The importance of eating behavior in eating disorders. P*hysiology and Behavior*, 104, 525–529.

第 2 章

— American Psychiatric Association. (2013). *Diagnostic and statistical manual of mental disorders* (fifth edition). Arlington, VA: American Psychiatric Association.

— Gordon, K. H., Holm-Denoma, J. M., Crosby, R. D., & Wonderlich, S. A. (2010). The classification of eating disorders. In W. S. Agras (Ed.), *The Oxford handbook of eating disorders*. New York: Oxford University Press.

— Vander Wal, J. S. (2012). Night eating syndrome: A critical review of the literature. *Clinical Psychology Review, 32,* 49–59.

— Wonderlich, S. A., Gordon, K. H., Mitchell, J. E., Crosby, R. D., & Engel, S. G. (2009). The validity and clinical utility of binge eating disorder. *International Journal of Eating Disorders, 42,* 687–705.

第 3 章

— Keel, P. K. (2010). Epidemiology and course of eating disorders. In W. S. Agras (Ed.), *The Oxford handbook of eating disorders*. New York: Oxford University Press.

— Levine, M. P., & Smolak, L. (2010). Cultural influences on body image and the eating disorders. In W. S. Agras (Ed.), *The Oxford handbook of eating disorders*. New York: Oxford University Press.

— Norris, M. L., Bondy, S. J., & Pinhas, L. (2011). Epidemiology of eating disorders in children and adolescents. In D. Le Grange & J. Lock (Eds.), *Eating disorders in children and adolescents*. New York: Guilford Press.

— Woodside, D. B., Garfinkel, P. E., Lin, E., Goering, P., Kaplan, A. S., Goldbloom, D. S., et al. (2001). Comparisons of men with full or partial eating disorders, men without eating disorders, and women with eating disorders in the community. *American Journal of Psychiatry, 158,* 570–574.

第 4 章

— Fairburn, C. G. (2008). The transdiagnostic view and the cognitive behavioral theory. In C. G. Fairburn, *Cognitive behavior therapy and eating disorders*. New York: Guilford Press.

— Hart, S., Abraham, S., Franklin, R. C., & Russell, J. (2011). The reasons why eating disorder patients drink. *European Eating Disorder Review, 19,* 121–128.

— Jenkins, P. E., Hoste, R. R., Meyer, C., & Blissett, J. M. (2011). Eating disorders and quality of life: A review of the literature. *Clinical Psychology Review, 31,* 113–121.

— Masheb, R. M., Grilo, C. M., & White, M. A. (2011). An examination of eating patterns in community women with bulimia nervosa and binge eating disorder. *International Journal of Eating Disorders, 44,* 616–624.

第 5 章

— Bessesen, D. H. (2011). Regulation of body weight: What is the regulated parameter? *Physiology and Behavior, 104,* 599–607.

— Mehler, P. S., Birmingham, C. L., Crow, S. J., & Jahraus, J. P. (2010). Medical complications of eating disorders. In C. M. Grilo & J. E. Mitchell (Eds.), *The treatment of eating disorders.* New York: Guilford Press.

— Painter, R. C., Roseboom, T. J., & Bleker, O. P. (2005). Prenatal exposure to the Dutch Famine and disease in later life: An overview. *Reproductive Toxicology, 20,* 345–352.

— Pond, C. M. (1998). *The fats of life.* Cambridge, U.K.: Cambridge University Press.

— Ravelli, A. C., van der Meulen, J. H. P., Osmond, C., Barker, D. J. P., & Bleker, O. P. (1999). Obesity at the age of 50 in men and women exposed to famine prenatally. *American Journal of Clinical Nutrition, 70,* 811–816.

— Roberto, C.A., Mayer, L. E., Brickman, A. M., Baines, A., Muraskin, J., Yeung, L. K., et al. (2011). Brain tissue volume changes following weight gain in adults with anorexia nervosa. *International Journal of Eating Disorders, 44,* 406–411.

— Roseboom, T. J., van der Meulen, J. H. P., Osmond, C., Barker, D. J., Ravelli, A. C., Schroeder-Tanka, J. M., et al. (2000). Coronary heart disease after prenatal exposure to the Dutch famine, 1944—1945. *Heart, 84,* 595–598.

第 6 章

— Bettle, N., Bettle, O., Neumärker, U., & Neumärker, K.-J. (1998). Adolescent ballet school students: Their quest for body weight change. *Psychopathology, 31,* 153–159.

— Clarke, T. K., Weiss, A. R. D., & Berrettini, W. H. (2012). The genetics of anorexia nervosa. *Clinical Pharmacology and Therapeutics, 91,* 181–188.

— Jacobi, C., & Fittig, E. (2010). Psychosocial risk factors for eating disorders. In W. S. Agras (Ed.), *The Oxford handbook of eating disorders.* New York: Oxford University Press.

— Levine, M. P., & Smolak, L. (2010). Cultural influences on body image and the eating disorders. In W. S. Agras (Ed.), *The Oxford handbook of eating disorders.* New York: Oxford University Press.

— Racine, S. E., Root, T. L., Klump, K. L., & Bulik, C. M. (2011). Environmental and genetic risk factors for eating disorders: A developmental perspective. In D. Le Grange & J. Lock

(Eds.), *Eating disorders in children and adolescents.* New York: Guilford Press.

— Ringham, R., Klump, K., Kaye, W., Stone, D., Libman, S., Stowe, S., et al. (2006). Eating disorder symptomatology among ballet dancers. *International Journal of Eating Disorders, 39,* 503–508.

— Wade, T. D. (2010). Genetic influences on eating and eating disorders. In W. S. Agras (Ed.), *The Oxford handbook of eating disorders.* New York: Oxford University Press.

第 7 章

— Wilson, G. T. (2010). Eating disorders, obesity and addiction. *European Eating Disorders Review, 18,* 341–351.

— Ziauddeen, H., Farooqi, S., & Fletcher, P. C. (2012). Obesity and the brain: How convincing is the addiction model? *Nature Reviews: Neuroscience, 13,* 279–286.

第 8 章

— Fairburn, C. G. (2008). *Cognitive behavior therapy and eating disorders.* New York: Guilford Press.

— Hay, P. J., & Claudino, A. de M. (2010). Evidence-based treatment for the eating disorders. In W. S. Agras (Ed.), *The Oxford handbook of eating disorders.* New York: Oxford University Press.

— Ramklint, M., Jeansson, M., Holmgren, S., & Ghaderi, A. (2012). Guided self-help as the first step for bulimic symptoms: Implementation of a stepped-care model with specialized psychiatry. *International Journal of Eating Disorders, 45,* 70–78.

— Striegel-Moore, R. H., Wilson, G. T., DeBar, L., Perrin, N., Lynch, F., Rosselli, F., et al. (2010). Cognitive behavioral guided self-help for the treatment of recurrent binge eating. *Journal of Consulting and Clinical Psychology, 78,* 312–321.

— Wilson, G. T., & Zandberg, L. J. (2012). Cognitive-behavioral guided selfhelp for eating disorders: Effectiveness and scalability. *Clinical Psychology Review, 32,* 343–357.

费尔本博士的其他图书

专业人员用书

Cognitive Behavior Therapy and Eating Disorders
Christopher G. Fairburn

Cognitive-Behavioral Treatment of Obesity:
A Clinician's Guide
Zafra Cooper, Christopher G. Fairburn,
and Deborah M. Hawker

Eating Disorders and Obesity:
A Comprehensive Handbook, Second Edition
Edited by Christopher G. Fairburn and Kelly D. Brownell